儿童减糖

孟 莹◎主编

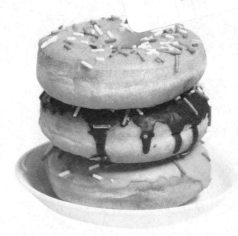

云南科技出版社
·昆明·

图书在版编目（CIP）数据

儿童减糖 / 孟莹主编. -- 昆明 : 云南科技出版社,
2024. -- ISBN 978-7-5587-5715-0

Ⅰ. R151.2；R179

中国国家版本馆CIP数据核字第2024XX2013号

儿童减糖

ERTONG JIANTANG

孟　莹　主编

出 版 人：温　翔
责任编辑：马　莹　赵敏杰
特邀编辑：郁海彤
封面设计：韩海静
责任校对：孙玮贤
责任印制：蒋丽芬

书　　号：ISBN 978-7-5587-5715-0
印　　刷：德富泰（唐山）印务有限公司
开　　本：710mm×1000mm　1/16
印　　张：14
字　　数：180千字
版　　次：2024年7月第1版
印　　次：2024年7月第1次印刷
定　　价：59.00元

出版发行：云南科技出版社
地　　址：昆明市环城西路609号
电　　话：0871-64192481

前　言

　　糖，这一看似无处不在的食品成分，实际上并非人体所必需的营养素。人体完全可以从其他食物中摄入的碳水化合物中获取能量，而无须直接摄入纯粹的糖分。然而，现代生活中，含糖食品几乎无处不在，琳琅满目的食品配料表中往往充斥着各种名称的糖。无论是去餐厅用餐，还是购买零食，我们都不难发现糖的"身影"。尽管我们常常用"会哭的小孩有糖吃"来形容小孩的聪明伶俐，但糖真的对孩子们有益吗？

　　科学研究表明，糖的成瘾性甚至超过了一些标准成瘾物质，如可卡因和尼古丁。糖能够刺激大脑分泌超量多巴胺，这种神经递质带给人愉悦、亢奋和满足感，但也会导致血糖迅速升高。长期过量摄入糖分，不仅会使身体对糖产生依赖性，还会对大脑的奖赏系统造成不良影响，使人更加渴望糖分。这也是为什么很多小孩在没有糖吃的时候会哭闹不止——他们的大脑尚未发育完全，难以抵抗这种强烈的诱惑。

　　为了维护儿童健康，我国膳食指南建议 7 岁以上的儿童每日糖摄入量不超过 25 克。这是因为过多的糖分摄入与儿童肥胖、龋齿以及多种慢性疾病的风险增加密切相关。根据《中国儿童肥胖报告》显示，2020 年中国 1～7 岁的肥胖儿童数量已达到惊人的 531 万人，而不科学的饮食习惯正是导致这一问题的主要原因之一。其中，过多地摄入糖分是导致肥胖的罪魁祸首之一。研究指出，每天多饮用

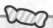

一杯含糖饮料，孩子患肥胖的风险就会增加约60%。因此，控制糖分摄入量对预防儿童肥胖至关重要。

此外，许多孩子存在挑食的问题，为了让孩子多吃饭，家长可能会选择提供高糖分、高能量的食物。然而，这种做法只会让孩子陷入恶性循环：摄入过多糖分导致体重增加，进而增加罹患肥胖、糖尿病和心血管疾病等健康问题的风险。更糟糕的是，一些肥胖儿童虽然看起来体型庞大，但实际上却存在营养不足的问题。他们往往摄入过多高热量、低营养价值的食物，如汉堡、薯条、炸鸡等快餐以及高糖、高油的菜肴。这些食物虽然能满足孩子的味蕾，但却缺乏蛋白质、维生素和矿物质等关键营养素。

因此，帮助孩子控糖、减糖成为健康饮食的重要一环。作为家长或监护人，我们应该以身作则，培养良好的饮食习惯。在餐桌上，我们应该多提供健康的食物选择，减少甜食和高糖零食的摄入。同时，尽量减少加工食品和快餐的摄入，自己动手为孩子制作营养丰富的餐食。此外，我们还可以为孩子提供健康的零食选择，如水果、蔬菜条、无糖酸奶和坚果等，以替代高糖零食。

在烹饪方面，我们也需要注意一些细节。例如，料酒虽然常用于烹饪肉类和鱼类，但其含有的酒精对儿童健康并不利。因此，在本书中我们推荐使用柠檬汁作为替代品。柠檬汁不仅具有酸味和清新的香气，能够有效去除肉类和鱼类的腥味，还能为菜肴增添独特的风味。

总之，糖并非儿童健康饮食的必需品。我们应该通过合理的饮食安排和烹饪技巧来减少孩子的糖分摄入量，从而维护他们的身体健康。同时，我们也需要加强健康教育，让孩子了解过多糖分摄入的危害，培养他们的健康饮食意识和自我责任感。

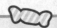

目　录

第三章　有助于减糖的好食材

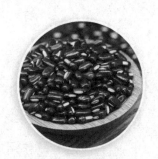

第四章　低糖主食习惯，从娃娃培养起

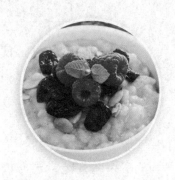

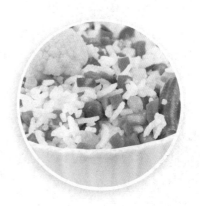

第五章　科学地吃鱼和肉，有利于孩子发育

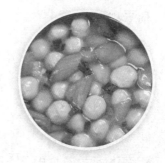

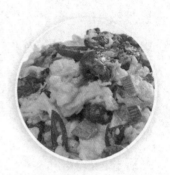

第六章　孩子不爱吃蔬菜，试试这样做

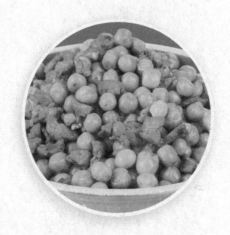

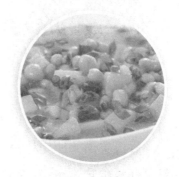

第七章　孩子喜欢的创意美食

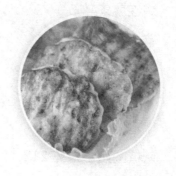

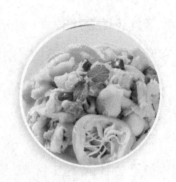

第八章　自制低糖零食

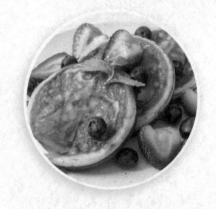

第一章
儿童饮食为什么要减糖

为什么儿童要少吃糖类？糖吃多了容易影响儿童的食欲，使进食量减少，影响营养素的吸收。而且糖摄入过多时，体内代谢中间产物丙酮酸和乳酸会增多，需要碱性的钙来中和，钙的消耗量增加，从而影响骨骼的生长。

糖分的过量摄入对儿童成长的危害

糖存在于许多食物中，尤其是各种零食和高糖饮料。过多地摄入糖可能对儿童的健康造成威胁。糖分的过量摄入对儿童成长的危害主要有以下方面：

1. 易导致龋齿

儿童摄入太多糖分会增加患龋齿的风险。因为儿童的牙釉质相对较薄且较为脆弱，当其摄入过多的糖分后，口腔中的细菌会利用糖分进行代谢，并产生酸性物质，这些酸性物质会腐蚀牙齿表面的牙釉质，最终导致龋齿的形成。

2. 增加肥胖的风险

糖是一种高热量的食物，如果儿童经常摄入过多的糖分，造成能量摄入超过消耗，剩余能量会转化为脂肪储存起来，从而导致体重的增加。需要注意的是，过量的糖分摄入会提供过多的能量，如果不能被身体正常消耗掉，就会持续转化为脂肪堆积在体内，从而增加了肥胖的风险。

3. 引起血糖波动

摄入过多的简单糖分（如蔗糖、蜂蜜等）会导致血糖迅速升高，因为胰岛素的干预，随后迅速下降，长期如此容易导致血糖波动。血糖的波动会影响大脑正常的认知功能，对学习和记忆能力产生负面影响，并且血糖的波动还会引起情绪波动和注意力不集中，从而影响冲动控制。

4. 营养不均衡

我们都知道，甜味是一种非常容易被人体接受的味道，尤其是对于儿童来说。如果儿童经常食用甜食或含糖饮料，他们的味觉系统可能会逐渐适应这种味道，并且认为这才是正常的食物和饮品应有的味道。随着时间的推移，他们可能会逐渐偏好这种带甜味食物，而忽略

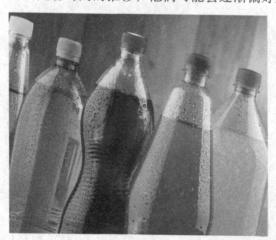

其他更健康的食物，从而导致营养不均衡。

另外，在糖的代谢过程中需要维生素和微量元素的参与。当儿童摄入过多的糖分时，身体需要消耗更多的维生素和微量元素来完成糖

的代谢。如果儿童长期摄入过多的高糖食物，而身体中的维生素和微量元素未能及时补充，就有可能导致维生素和微量元素的缺乏。

5. 肠道菌群失调

儿童摄入过多的糖分会对肠胃健康不利。当儿童消化系统摄入过多的糖分时，它们需要分解和吸收这些糖分，这可能会导致胃肠道负担过重。

如果儿童经常食用高糖食品，其肠道内的菌群也会受到影响，从而可能导致一系列肠道问题，如腹泻、便秘、肠胀气等。

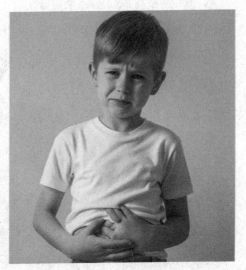

此外，过量的糖分可以打破肠道内的细菌平衡，促进有害菌和酵母的生长，增加患肠道炎症的风险。肠内细菌平衡被破坏也可能引发其他健康问题，如免疫系统失调和肠道不适。

6. 免疫力下降

高糖食物的摄入会削弱儿童免疫系统的功能，使身体更容易受到感染和疾病的侵袭。此外，高糖饮食还可能导致炎症的发生，过量的糖分摄入会引起体内炎症反应，慢性炎症可能对免疫系统的正常功能产生影响，从而导致免疫力下降。

7. 成瘾倾向

多巴胺是一种由神经元释放的大脑化学物质，它可以传递兴奋及开心等积极信息。当吃了甜食后，舌头的味觉接收到甜味信息，传递给大脑，大脑的奖赏通道就会打开，释放出多巴胺，孩子就会感到愉快和满足。

因为糖在大脑里面成瘾的途径，跟咖啡因、烟、酒和毒品的成分有几分类似，所以有人说，糖是世界上用得最广泛的"合法毒药"。同时需要注意的是，如果孩子在儿童期吃太多含糖的食物，会诱发重复吃糖行为，久而久之，形成一种叫作"糖脑"的症状，导致一系列上瘾，并且这种糖瘾愈发难以戒除。

8. 易导致糖尿病

长期过量的糖分摄入会增加儿童患糖尿病的风险，尤其是患上 2 型糖尿病概率将大大增加。高糖饮食会导致血糖水平升高，从而刺激胰岛素的分泌。当身体长期处于高血糖和高胰岛素水平，身体细胞对胰岛素的反应会逐渐减弱，从而出现胰岛素抵抗的状态。这种胰岛素抵抗状态最终可能导致 2 型糖尿病的发生。

儿童正处于身体快速发育的时期，胰岛 β 细胞功能也相对较弱。如果儿童长期食用高糖食物，特别是添加大量糖的食物和饮料，他们的身体不断受到高血糖和高胰岛素的刺激，这样大大增加了罹患糖尿病的风险。

孩子到几岁才能吃糖？
可能跟你想的不一样

喜欢吃糖是孩子的天性，但是不代表孩子小就可以毫无顾忌地将糖当作日常零食。根据儿童的不同年龄阶段和发育情况，对糖的控制要求也有所区别。

（一）1岁以内的宝宝，应避免吃糖

对于0～6个月的宝宝来说，母乳或配方奶粉提供了足够的营养，宝宝只需要消化乳糖等简单的糖分，不需要额外添加糖。

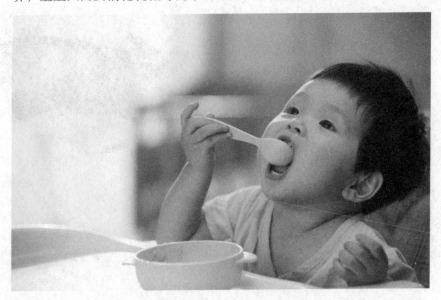

在 6 ～ 12 个月时，宝宝开始逐渐
具备消化多糖淀粉的能力，可以逐
渐添加辅食。对于 1 岁以内的
宝宝，味觉系统的确还未完全
发育，对于盐和糖的感知能力
相对较低。根据世界卫生组织
（WHO）的建议，1 岁以下的
婴儿不需要在他们的饮食中额外
添加盐或糖。如果辅食需要调味，可
以尝试在辅食中搭配一些有独特风味的天然食
材，如橙汁、番茄、红薯等。

1 岁前的宝宝肝肾功能、味觉器官等都没有发育完善，肝、肾的代
谢能力不完全，如果摄入过多的糖分，会加重肝脏、肾脏的负担，从
而影响健康。此外，1 岁前的宝宝胃肠道也还没有完全发育，消化系统
功能较弱，不能很好地消化和吸收大分子物质，容易引起腹泻、便秘
等消化相关问题。同时，1 岁正是宝宝牙齿生长期，过多地摄入糖分容
易导致龋齿，给宝宝的口腔健康带来潜在的风险。所以，家长们在给 1
岁以内的宝宝喂食时，应该注意不要让孩子吃糖，在辅食的选择上，
尽量选择天然的食材，为宝宝提供均衡的营养饮食。

（二）1 ～ 3 岁的幼儿，需要严格控糖

对于 1 ～ 3 岁的宝宝来说，他们的消化功能较 1 岁以前有所加
强，可以吃更多种类的食物。在这个阶段，家长应该确保孩子获得营
养均衡的饮食，包括谷物、蔬菜、水果、畜禽肉类、鱼虾、蛋类、奶

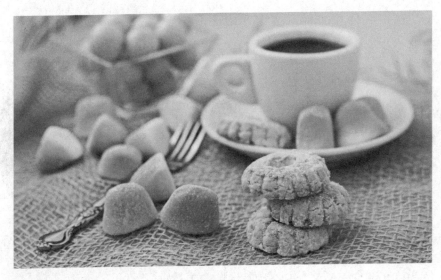

豆类及其制品。

在制作幼儿食物时，应保持食物原味，尽量少加糖、盐及各种调味品，每天单独添加到食物中的糖应控制在 10 克以内为宜。如果孩子的日常进食状况良好，就不必添加糖。

高糖食品，如糖果、甜饼干、甜点、冰激凌、甜饮料等只可偶尔食用，并且严格限量，不能成为宝宝日常的主要食物。需要注意的是，一定要注意口腔卫生，吃糖后要反复漱口或多喝水，避免糖分较高的食物残留在口腔内。因为食物残渣容易导致口腔内滋生大量细菌，从而引起龋齿。

（三）7 岁以上的儿童，每日摄入糖最好在 25 克以内

世界卫生组织（WHO）在其制定的《成人和儿童糖摄入量指南》中推荐，成人和儿童的游离糖（添加糖）摄入量应该减少至摄入总能量的 10% 以内。如果能够将摄入量进一步降低至低于摄入总能量的 5%，则会给健康带来更多好处。

　　《中国居民膳食指南（2022）》对儿童
摄糖量的规定更为严格，7岁以内的
儿童不建议在日常饮食中食用添
加糖，7岁以上的儿童及成年人
每天摄糖量需要控制在50克以
内，最好是在25克以内。

　　这里所说的"添加糖"，主
要是指在食品生产和制备过程中被
添加到食品中的糖和糖浆，如白砂糖、红
糖、玉米糖浆、高果糖玉米糖浆、糖蜜、蜂蜜等，并不包括食物天然
含有的糖。

　　推荐各年龄段人群盐、油、糖的摄入量应控制在适宜范围内。

**不同人群食盐、烹调油、添加糖的推荐摄入量
和酒精的控制摄入量(单位：克/天)**

项目	幼儿		儿童			成人	
	2岁~	4岁~	7岁~	11岁~	14岁~	18岁~	65岁~
食盐	<2	<3	<4	<5	<5	<5	<5
烹调油	15~20	20~25	20~25	25~30	25~30★		
添加糖	—		<50，最好<25；不喝或少喝含糖饮料				
酒精	0				如饮酒，不超过15		

　　注：★为轻身体活动水平。

常见的糖的来源有哪些

从营养学角度来看，糖类不仅包括有甜味的果糖、葡萄糖，也包含碳水化合物和纤维素，是人体活动必需的物质，能让人在补充体能的同时保持心情愉悦。当我们食用含糖分的食物时，糖分会被消化吸收，转化为葡萄糖等单糖，进入血液循环系统，给身体各个器官和组织提供所需的能量。常见食物中糖的来源有天然糖、游离糖、添加糖等。

1. 天然糖

天然糖指的是自然食物中自身所含的天然糖分，例如水果中含有天然的果糖，奶制品中含有乳糖，谷物和豆类中含有淀粉等复杂碳水化合物，这些都属于自然食物中的糖类。天然的食物，如蜂蜜、果汁可以为人体提供能量，通常富含其他营养物质，如维生素、矿物质和纤维等，但是含糖量也很高，因此仍需要控制

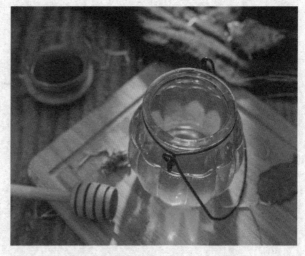

其摄入量。

此外，淀粉在消化过程中会被分解为葡萄糖，因此主食类食物（如面包、米饭、土豆等）也是糖的来源之一。

2. 添加糖

添加糖又叫"精制糖"，是在食物的制备或加工过程中人为添加的糖分，是一种纯度非常高的食用糖产品，通常是通过化学加工方法制得的。

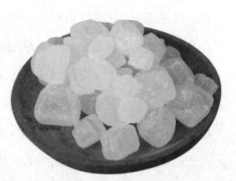

添加糖通常以单糖、双糖或糖醇的形式存在。单糖包括葡萄糖、果糖和半乳糖，双糖包括蔗糖、乳糖和麦芽糖，糖醇包括山梨醇、木糖醇和甘露醇等。这种糖的主要原料可以是甘蔗或甜菜，过程包括压榨取水、浓缩、过滤和结晶煮炼，以去除杂质和提高纯度。精制糖的种类繁多，包括白糖、红糖、葡萄糖、果葡糖浆、麦芽糖浆、冰糖等。

在食品工业中，添加糖常用于增加甜度、改善口感和用作防腐剂，也可用于增强菜肴的风味。

添加糖主要用于增加食物的甜味、改善口感和延长保质期。它可以被添加到各种食品中，如糕点、饮料、罐头食品等。

添加糖是我们所需要重点防范的糖，它们会引起大幅度的血糖波动，吃太多除了会导致肥胖，还会让多种疾病风险上升。这类糖分通常只提供空热量，几乎没有其他营养价值。过度摄入添加糖可能会导致能量过剩、肥胖和其他健康问题。

3.游离糖

世界卫生组织（WHO）对游离糖的官方定义是：添加到食品和饮料中的单糖（果糖、葡萄糖等）和双糖（麦芽糖、蔗糖等），以及天然存在于蜂

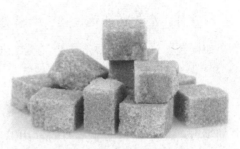

蜜、糖浆果汁和浓缩果汁中的糖。也就是说，所有食品中额外添加的糖，哪怕是那些被我们奉为"养生圣品"的蜂蜜和果汁中，都含有大量的游离糖。游离糖也可以简单理解为添加糖和果汁中的糖。

游离糖最大的问题就在于它极易被人体吸收，而且又不容易产生饱腹感。此外，因甜味丰富，很容易让人上瘾，吃了还想吃，喝了还想喝，让人欲罢不能，稍不留意就会摄入过量。但在短时间内大量摄入游离糖，会诱发肥胖，增加心血管疾病的风险。

添加到食品和饮料中的游离糖种类

名称特点	游离糖种类
带"糖"	蔗糖、果糖、葡萄糖、白砂糖、绵白糖、冰糖、方糖、糖霜（糖粉）、麦芽糖、红糖、赤砂糖、冰片糖、原糖、糖蜜、转化糖
带"糖浆"	葡萄糖浆、玉米糖浆、淀粉糖浆、麦芽糖浆、果葡糖浆、枫树糖浆、龙舌兰糖浆、淀粉糖浆、槭树糖浆
其他	蜂蜜、麦芽糊精、龙舌兰花蜜

代糖的副作用

除了天然食物中的糖以及添加糖，食物中通常还会添加代糖。代糖通常是人工合成的或从天然来源提取的化合物，具有甜味但热量较低或不含糖。在一些预包装食品的配料表中，经常发现代糖的"身影"。

（一）常见的代糖

代糖是一种用于替代传统糖类的甜味剂，从严格意义上来讲，代糖并不能算作糖类，它们的分子结构与糖类不同，不容易被人体吸收和代谢。一般来说，代糖的分子较大，可以通过肠壁屏障，只有一部分能够被人体吸收和利用，剩下的则被排出体外。较为常见的代糖有以下几种：

1. 阿斯巴甜

它是一种人工合成的代糖，甜度相当于糖的 200 倍，常用于低糖或无糖饮料、糖果和口香糖等产品中。

2. 甜菊糖

它是一种从甜菊叶中提取的天然糖代糖，甜度相当于糖的 200 ~ 300 倍，常用

于低糖或无糖饮料、糖果和甜点等产
品中。

3. 葡萄糖酸钠

它是一种从葡萄糖发酵得到
的代糖，常用于调味品、饼干和
面包等产品中，以增加甜味和保
湿性。

4. 三氯蔗糖

它是一种人造合成的甜味剂，其甜度为蔗
糖的 500 ～ 1000 倍。

此外，还有一些代糖，其名称如下：

罗汉果　　木糖醇　　赤藓糖醇　　果糖　　糖精　　乙酰磺胺钾

甜蜜素　　醋磺内酯钾　　菊粉　　安赛蜜　　山梨醇　　甘露

醇　　麦芽低聚糖　　布那珍甜蛋白　　仙茅甜蛋白　　甘草酸

（二）儿童食用代糖需谨慎

通常，代糖提供的热量较低或没有热量，也不会像糖类一样被口
腔中的细菌发酵产生酸性物质而导致长蛀牙。但是，代糖在一些情况
下可能存在潜在的危害。

关于代糖安全性的争议时有发生，例如在 2023 年 6 月，世界卫生
组织（WHO）下属的国际癌症研究机构（IARC）将阿斯巴甜归为"可
能对人类致癌物质"，这一决定引发了广泛的关注和讨论。虽然在目
前的科学研究中，大多数代糖被认为是安全的，并且在适量使用的情
况下没有明显的危害。然而，每个人的体质和健康状况都有所不同，

儿童时期正是身体发育关键时期，身体各项机能尚不完善，对于代糖还是需要谨慎使用。代糖的副作用主要表现在以下几个方面：

1. 消化问题

糖醇类等代糖过量食用，可能会导致消化不良、腹胀和腹泻等消化问题。这是因为糖醇需要在肠道中被微生物发酵才能被分解和吸收，而过多的糖醇会增加肠道中的渗透压，从而引起水分进入肠道，导致腹泻或腹胀等问题。

2. 对食欲的影响

代糖食品通常被称为"无热量"或"低热量"食品，因为它们提供的能量远低于传统的含糖食品。这种低热量特性使得一些人更容易过量食用代糖食品，以弥补总摄入热量的不足。

此外，一些研究表明，食用代糖食品可能会导致人们在其他方面的饮食上出现补偿性行为，例如增加对其他高热量食物的摄入量。这

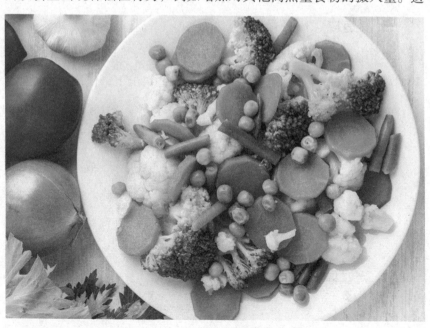

种补偿性行为可能会导致总体摄入的热量增加，从而逆转原本希望通过摄入低热量食品来减少总体能量摄入的目的。

3. 对肠道微生物的影响

研究发现，摄入含有人工甜味剂的食物或饮料会改变肠道细菌群落的组成和多样性。这可能会对肠道功能、免疫系统和代谢产生影响。一些代糖具有渗透性，即它们在肠道中吸引水分并增加肠道液体量，从而促进肠蠕动和水分排出。这种渗透性可以导致腹泻等不适症状。

4. 对代谢的影响

有研究表明，摄入大量人工甜味剂会导致血糖耐受性下降。这是因为人工甜味剂虽然无热量，但口腔中的甜味感觉会刺激胰岛素的释放，从而干扰血糖的调节机制。如果经常食用代糖，会使胰岛获得虚假信号，从而引起持续的高胰岛素血症，增加罹患糖尿病的风险。

5. 易造成"代糖瘾"

虽然代糖可以提供甜味而不增加热量，但它们本身并不能帮助戒除对糖的渴望或减少对甜食的依赖。在某些情况下，使用代糖可能会

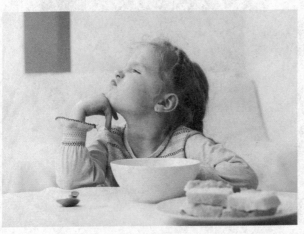

引起人们对甜味的更强烈需求，从而形成对代糖的依赖，这种现象被称为"代糖瘾"。代糖的甜味刺激了大脑中与奖赏机制相关的区域，引发了

对甜味的渴望，使人们更难抵抗食用高糖食物的诱惑。

6.过敏问题

部分儿童可能对某些代糖过敏或敏感，食用含有代糖的食物会引发皮肤瘙痒、红斑、肿胀等过敏反应。如果出现过敏症状，应立即停止食用含代糖食品并及时治疗。

糖油混合物的过量摄入极易导致肥胖

生活中我们会有这样的常识：如果将 100 克油或 100 克糖单独拿出来食用，我们很可能会感到腻而难以下咽。但是，如果将这 100 克油和 100 克糖混合到面粉中，进行煎或炸，制作成食品，那可能就变得非常美味，让人越吃越想吃了。

这是因为烹饪过程中的高温、调味品和其他成分的相互作用，改变了食材的化学性质和口感。油的加入可以增加食物的香气、脆度和口感，糖则可以增加食物的甜味。当它们与其他成分结合在一起时，可以创造出更多种类的食物，从而提高食欲。长期食用高糖、高油食物容易导致能量摄入过剩，从而增加体重并导致肥胖，还可能引发其他健康问题，如代谢紊乱、心血管疾病等。

糖油混合物是由人工将糖类和脂类食物以一定的比例，混合加工制成的精制碳水化合物和脂类食品。这类食品通常有高热量、高糖分和高脂肪的特点，为人体提供大量的能量，但是这类食品一般都缺乏膳食纤维素、蛋白质、维生素等人体必需的营养物质，所以营养价值相对较低。

常见的糖油混合物有以下几类：

1. 烘焙食品

饼干、蛋糕、面包、蛋挞、泡芙、比萨等食品在制作过程中，会使用大量的糖和油来进行和面。以儿童喜欢的奶油蛋糕为例，蛋糕坯的主料是面粉、白砂糖、鸡蛋、黄油等，而装饰蛋糕用的奶油则是加入了大量白砂糖，然后进行打发。这些高糖、高油、高能量的食材组合使得奶油蛋糕的热量非常高，一个 8 寸的动物奶油蛋糕热量可达4000 大卡（1 大卡 ≈ 4.1868 千焦），几乎相当于一个成年人 2 天所需摄入的热量。

2. 传统小吃

手抓饼、月饼、蛋黄酥、桃酥等传统小吃在制作过程中，往往会使用大量的油来和面制作酥皮，以获得酥脆的口感。同时，在馅料中往往会加入大量糖，这些食物具有高热量和高糖分的特点。如果儿童

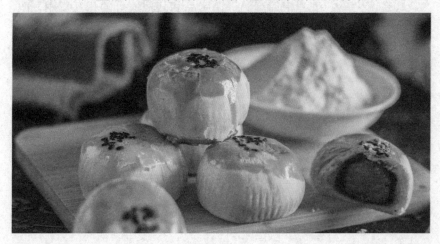

长期将其作为早餐或零食食用，可能会导致肥胖、蛀牙、血糖波动等问题。此外，爆米花、蛋炒饭、炒面等食品在制作过程中如果加了过量的食用油的话，也属于糖油混合物。

3. 油炸食品

炸鸡排、薯条、油条、炸糕、天妇罗等油炸食品虽然吃起来美味，但实际上则是"热量炸弹"，这些食品在油炸的过程中，面粉会吸收大量的油，导致这些食品含有非常高的热量。

高温油炸和反复使用的食用油会导致食物的营养成分被破坏，同时会产生大量的反式脂肪酸和苯类化合物等有害物质。这些有害物质可能会对儿童的代谢增加负担，并增加患肥胖、心血管疾病等疾病的风险。

低血糖儿童并不需要多吃糖

儿童低血糖是指儿童血糖水平过低。儿童低血糖通常发生在餐后或饥饿过久时。儿童低血糖的原因可能与饮食、运动、药物治疗等因素有关。

与成人不同，儿童的低血糖症状可能不太明显，主要表现为情绪波动、易怒、精神恍惚、头晕、虚弱、出汗等。如果孩子出现这些症状，建议先进行血糖检测以确定是否为低血糖，如果确定为低血糖，

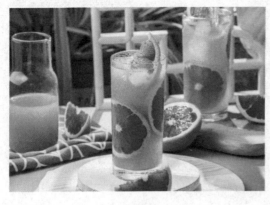

应及时采取措施以缓解症状。

对于患有低血糖的孩子来说，适量进食含糖食物是一种有效缓解血糖低的方法。当发生低血糖时，可以给孩子喝一些果汁、吃一块糖、喝些蜂蜜水或吃点小饼干，都可以迅速缓解症状。

但这并不意味着有低血糖症状的孩子需要多吃糖。如果患有低血糖的儿童吃了大量的糖，可能会加重低血糖症状，如头晕、乏力、出汗、心慌等。并且摄入大量的简单糖分（如蔗糖、蜂蜜等）会迅速提高血糖水平，此时在胰岛素的作用下，又会迅速下降，这种血糖波动容易影响儿童的身体机能，特别是对患有低血糖的儿童来说更为不利。要从根本上调理儿童的低血糖，还需要从引发低血糖的原因出发。

一般而言，如果儿童低血糖是由饮食不规律或摄入碳水化合物不足所致，那么就需要让孩子定时、定量进食，避免过度饥饿或处于空腹状态。同时，尽量让孩子进食多样化的食物，尤其是主食类食物要多摄入，多样化的食物摄入可以提供全面的营养。主食类食物，如米饭、面食、土豆、玉米等富含碳水化合物，是提供能量的主要来源。碳水化合物被消化吸收后转化为葡萄糖，可以提供给身体细胞使用。因此，增加主食类食物的摄入可以提供足够的能量，预防低血糖的发生。

如果孩子的低血糖是由糖尿病引起的，在确诊后须在医生的指导下进行胰岛素治疗。适当的运动也有助于提高体质和缓解低血糖的问题，但是需要注意，应避免过度运动或剧烈运动，以防止出现不适的症状。

预防儿童糖尿病

儿童糖尿病是指发生于儿童和青少年的糖尿病。通常是由于胰岛素分泌不足所引起的内分泌代谢疾病，以碳水化合物、蛋白质及脂肪代谢紊乱为主，引起空腹及餐后高血糖及尿糖。

根据病因和病程不同，儿童时期的糖尿病可以分为原发性糖尿病

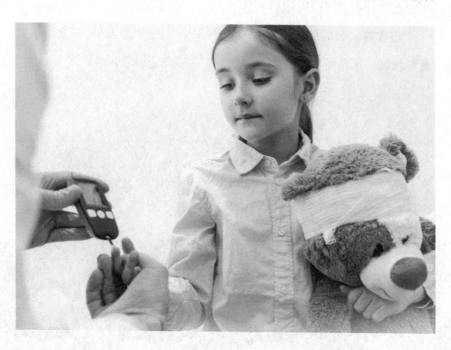

和继发性糖尿病。其中，原发性糖尿病又分为胰岛素依赖型糖尿病（IDDM，也称"1型糖尿病"）和非胰岛素依赖型糖尿病（NIDDM，也称"2型糖尿病"）。1型糖尿病是由胰岛素分泌不足造成的自身免疫性疾病，需要注射胰岛素治疗，而2型糖尿病则是由胰岛素抵抗和胰岛素分泌不足共同引起的代谢性疾病，其病因主要与不健康的饮食习惯、缺乏运动和肥胖有关，可以通过饮食控制、运动和口服药物等方式进行管理。在儿童时期，1型糖尿病比2型糖尿病更常见。

据相关报道，中国有1.4亿糖尿病患者，是糖尿病大国，现在0～14岁儿童中1型糖尿病儿童数量已经居全球第四，形势严峻。《中国1型糖尿病诊治指南（2021版）》指出，过去20年间，中国15岁以下1型糖尿病发病率增加近4倍，目前1型糖尿病在儿童糖尿病中占比高达90%以上，儿童糖尿病发病率快速升高，已成为中国不可忽视的社会和医疗问题。

儿童糖尿病的症状表现为"三多一少"，这里说的"三多"，即食量增加、尿量增加、喝水量增加，"一少"是体重减少。

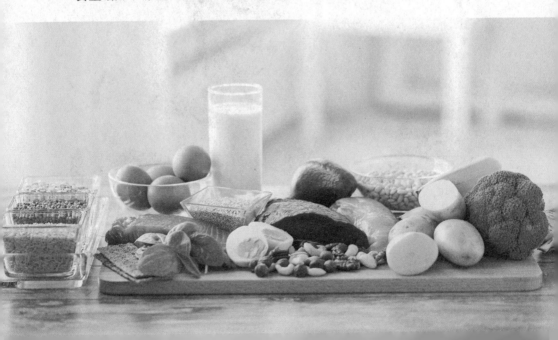

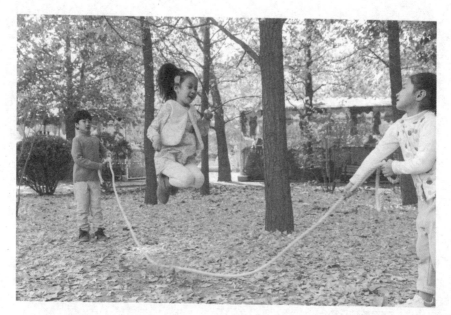

如何预防儿童糖尿病？可以从以下几个方面入手：

1. 合理饮食

在日常生活中要注意合理饮食，尽量做到一日三餐定时、定量，同时预防血糖升高要避免暴饮暴食，而且减少高糖、高热量食物的摄入。尽量避免让儿童吃太多高糖、高脂肪的食物，给儿童提供均衡的饮食，包括新鲜的肉类、蔬菜、全谷类食品等。

2. 加强运动

儿童每天要适当进行运动锻炼。运动有助于促进体内的血液循环，加快热量消耗，减少脂肪堆积，避免血糖升高。

3. 规律作息

平时生活要保持规律的作息习惯，尽量做到早睡、早起。避免长时间熬夜，能够减少自身代谢产生的不良影响，从而可以降低糖尿病的发生。

4. 减轻压力

儿童在学习和生活中可能会受到一些压力，当人在压力过大时，不仅会产生暴饮暴食或想吃甜食的欲望，身体激素还会受到影响。家长应该注意帮助孩子减轻压力，避免过度焦虑和紧张，这对预防糖尿病也有一定的作用。

5. 定期筛查

儿童患有糖尿病发病率逐年增加，早期筛查在儿童糖尿病的预防和治疗方面起着至关重要的作用。如果孩子身上的糖尿病早期症状被忽视，其后果可能会非常严重，可能患有心血管疾病、肾脏疾病、失明等。

糖尿病具有一定的遗传倾向，如果存在家族史，需要定期到医院进行糖尿病筛查，能够及早发现、及早治疗。

第二章
如何帮助孩子有效控糖

宝宝血糖高可能是由饮食不当、缺乏运动等原因引起的。在这种情况下，可以通过合理安排饮食，减少高糖、高脂肪食物的摄入，增加蔬菜、水果的摄入，控制食物的总热量和碳水化合物含量，同时鼓励宝宝进行适量的运动，增加身体代谢，有助于降低血糖水平。

提供均衡的营养，使孩子减少对糖的需求

在儿童的饮食搭配中，确保摄入足够量的蛋白质、优质碳水化合物和膳食纤维非常重要。蛋白质和优质碳水化合物可以提供持久的能量，帮助维持血糖的稳定。膳食纤维可以延缓食物的消化吸收，使血糖上升缓慢而持久，有助于控制血糖的波动。

当人的血糖水平稳定时，对糖的渴望会减少。这是因为稳定的血糖水平可以提供足够的能量，减少身体对快速能量来源的需求，从而降低了对糖的渴望。

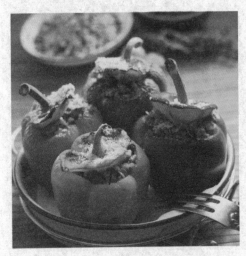

（一）适量的蛋白质摄入

蛋白质是组成人体细胞和组织的重要成分，保证儿童充足的蛋白质摄入非常重要。此外，摄入优质蛋白也有助于提高免疫力、促进智力发育和提升学习能力等。

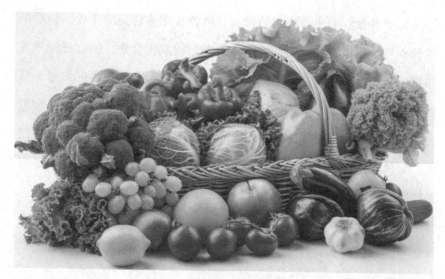

儿童蛋白质摄入量标准为每天 45 ~ 70 克，并且优质蛋白要占一半以上。这些数字对于家长了解儿童膳食需求非常有帮助。另外，只要合理搭配，定量食用肉类、鱼类、奶制品和蛋类等，日常饮食基本可以满足儿童的蛋白质需求。

（二）多吃蔬菜

儿童需要通过摄入多种蔬菜以获得全面的营养。不同蔬菜提供不同种类的营养素和抗氧化剂，包括维生素、矿物质和纤维素等，因此多样化的蔬菜摄入可以帮助孩子补充身体所需的各种营养。

（三）摄入多样化的主食

当儿童活动量大时，可能会导致他们喜欢通过吃甜食来满足能量需求。甜食通常富含碳水化合物，碳水化合物是人体能量的来源。而精致的碳水化合物，如蛋糕和饼干，通常含有大量的简单糖类，食用后会导致血糖迅速升高。长期摄入过多的精细碳水化合物可能会增加儿童患上糖尿病的风险。

为了确保孩子获得均衡的营养，推荐食用多样化的主食，包括杂粮和谷豆类等粗粮。这些食物富含复杂的碳水化合物、膳食纤维和其他重要营养素，对维持血糖稳定和全面健康起到非常重要的作用。日常生活中，我们可以多选择糙米、全麦面包、全麦面条等杂粮作为主食的一部分。这些食物相对于精致的碳水化合物来说，消化速度较慢，血糖升高的速度也较缓慢。同时，它们富含膳食纤维、维生素和矿物质，对于维持消化系统健康和全面营养至关重要。

此外，谷豆类，如豆类和全谷物，也是良好的选择。它们能为人体提供优质蛋白质、复杂碳水化合物和丰富的营养素等，有助于满足孩子的能量需求，并保持血糖稳定。

（四）合理摄入脂肪

脂肪是儿童正常生长和发育所必需的营养素之一，它能为身体提供能量、维持体温、促进细胞生长和维护神经系统功能。

此外，脂肪对于促进孩子的大脑发育和健全神经功能至关重要。适量的脂肪摄入可以帮助维持儿童的正常生长和发育。

孩子需要适量脂肪来促进健康发育，但应选择健康的脂肪来源，并避免过量摄入不健康的脂肪。健康脂肪，如 ω-3 和 ω-6 不饱和脂肪酸，这两种不饱和脂肪酸对心血管健康和大脑发育都有益处。这些脂肪主要存在于鱼类、坚果、种子和植物油中。因此，可以鼓励孩子适量摄入这些

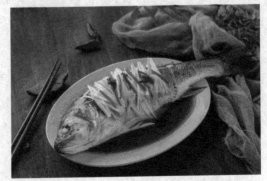

食物，以满足他们对健康脂肪的需求。

相反，应该尽量避免或限制摄入不健康的脂肪，如饱和脂肪和反式脂肪。这些脂肪主要存在于动物脂肪、加工食品和糕点中，过多摄入可能增加患心血管疾病和肥胖的风险。

补足微量元素，从根本上减少对糖的依赖

当儿童体内缺乏某些微量元素时，他们可能会表现出喜欢吃甜食的行为。这通常是因为微量元素缺乏导致身体无法正常地代谢食物中的葡萄糖，从而使儿童感到疲劳和口渴，在寻求能量和水分的过程中选择了高糖食物。

（一）B 族维生素

有研究表明，儿童嗜甜可能与体内缺乏 B 族维生素有关，因为 B 族维生素对于人体能量代谢和糖的利用起着重要作用。B 族维生素包括多种维生素，如维生素 B_1（硫胺素）、维生素 B_2（核黄素）、维生素 B_3（烟酸）、维生素 B_6（吡哆醇）等，它们在碳水化合物、脂肪和蛋白质的代谢中扮演着辅酶的角色，促进能量的产生和利用。

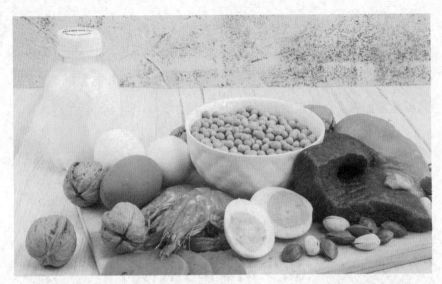

当儿童体内缺乏 B 族维生素时，可以导致糖的转化不足和利用率降低，从而影响新陈代谢的正常进行。这可能导致患者出现对甜食的渴望或嗜好，因为身体试图通过增加糖类的摄入来弥补能量不足。

动物的肝脏、肉类、蛋类以及一些蔬菜都含有一定量的 B 族维生素。多摄入这些富含 B 族维生素的食物，可以帮助人体维持身体健康和正常代谢。必要时可遵医嘱服用维生素补剂。

（二）铁元素

铁缺乏是一种常见的微量元素缺乏症，它会导致贫血和疲劳。在这种情况下，儿童可能会表现出对甜食的偏好，因为糖可以提供一定的能量。

猪肝、蔬菜、瘦肉等食物含铁量较丰富，可以鼓励儿童多食用此类富含铁的食物。同时，为了提高铁的吸收率，可以将这些食物与富含维生素 C 的水果（如柑橘类水果）或蔬菜（如番茄、菠菜）搭配食用。

（三）镁元素

镁是重要的微量元素之一，对于促进儿童的健康发育和维持正常生理功能至关重要。缺乏镁可能增加儿童对甜食的渴望。

镁参与体内多种酶系统的活化和调控，其中包括葡萄糖代谢过程中的酶。镁能够促进胰岛素的正常分泌和利用，从而帮助调节血糖水平，并促进葡萄糖的代谢和利用。此外，镁还参与细胞内能量代谢和合成，能够提供能量，并且影响胰岛素受体的敏感性。

研究表明，镁摄入不足与罹患糖尿病和代谢综合征等疾病的风险增加有关。因此，保持适量的镁摄入对于维持正常的血糖水平和减少糖的消耗是有益的。

可通过食物来获得适量的镁，如绿叶蔬菜（如菠菜、羽衣甘蓝）、坚果（如杏仁、核桃）、豆类（如黑豆、红豆）、全谷物（如糙米、全麦面包）等都是良好的镁来源。如果儿童的食物摄入不足或存在特殊情况，可以向医生或营养师咨询关于镁补充的建议。

另外，当儿童缺乏锌、铬等微量元素也会影响胰岛素的分泌和利用，从而使身体对糖类的需求增大。因此，保证儿童摄入足

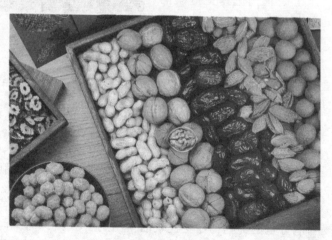

够的微量元素对于维持身体健康和控制食欲有着重要作用。

了解食物的含糖量、GI值和GL值

减糖需要了解食物的含糖量、GI值（血糖指数）和GL值（血糖负荷）。食物的含糖量、GI值和GL值是评估其对血糖影响的指标。这些指标可以帮助我们选择更健康的食物，以控制血糖和体重。

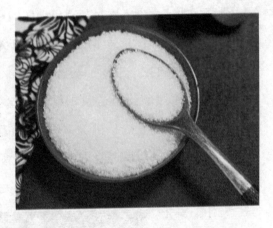

含糖量，即食物中所含糖分的总量，包括单糖、双糖和多糖等。通常以每100克食物中所含糖分的克数来表示。例如，白砂糖含糖量为99.9%，冰糖含糖量99.3%。

GI值：GI（Glycemic Index，即"血糖生成指数"）是一种用于衡量食物中碳水化合物的质量和数量对血糖水平的影响程度的指标。GI值是在人们在空腹状态下进食特定食物后，其血糖水平升高的百分比与同分量的纯葡萄糖相比较而得出的。GI值越高，食物中的碳水化合物就越容易被消化，血糖水平升高的速度也越快。GI值越低的食物，则会使血糖水平升高得更缓慢。常见食物的 GI 值见下表。

食物的GI值

种类	食物（100克）	GI（升糖指数）
水果	苹果	36（低）
	熟香蕉	57±8（中）
	葡萄	43（低）
	橙子	43（低）
蔬菜	胡萝卜	71（高）
	玉米，煮熟	46（低）
	西兰花	25（低）
	番茄	15（低）
主食类	白米饭	71（高）
	面包	70（中）
	小麦片	69（中）
	面条（小麦粉）	46（低）
奶制品	牛奶	27.6（低）
	酸奶	36（低）
	比萨饼（含奶酪）	60（中）
零食	巧克力	49±3（低）
	苏打饼干	72（高）
	冰激凌	51（低）
	薯片（1袋）	60±2（中）

GL 值：GL（Glycemic Load，即"血糖生成负荷"）是一种既考虑了食物的含糖量，也考虑了 GI 值的指标。GL 值是用每 100 克食物中所含的可消化碳水化合物的克数乘以 GI 值得出的。GI 值仅需考虑食物中的碳水化合物对血糖水平的影响程度，而 GL 值还需要考虑食物中所含碳水化合物的总量。

选择血糖指数（GI）低的食物

低 GI 饮食是一种有益于控制血糖的饮食方式。通过选择低糖指数的食物，可以减缓血糖上升的速度，使血糖水平更加稳定。对于儿童来说，维持稳定的血糖水平对身体的健康发育和大脑的正常运转非常重要。

低 GI 食物一般富含纤维、维生素和矿物质，如全麦面包、燕麦片、蔬菜和水果等。这些食物消化、吸收速度相对较慢，使血糖缓慢上升，可提供持续的能量。相比之下，高糖、高脂食物会导致血糖迅速上升，但也很快下降，可能使儿童出现血糖波动大和能量不稳定的情况。

为了儿童更好地成长发育，建议儿童适量吃些低 GI 的食物。低 GI 的食物有以下几点好处：

1. 稳定血糖

低 GI 的食物消化和吸收速度较慢，可以使血糖水平保持相对稳定。这对于儿童来说尤为重要，因为他们的身体正在快速生长和发育，需要稳定的能量供应。低 GI 的食物不仅有助于儿童在各种活动中保持精力充沛，还能提高专注力和学习能力。

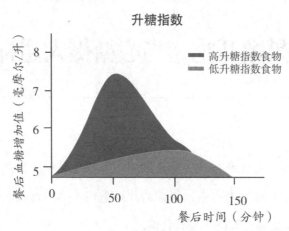

食用低 GI 的食物有助于稳定血糖。

2. 控制食欲

低 GI 的食物可以更好地控制食欲，帮助儿童避免过度进食。高 GI 食物会导致血糖迅速升高，然后迅速下降，可能会引起饥饿感和食欲不稳定，导致儿童摄入过多的热量。

3. 健康体重管理

低 GI 的食物有助于维持健康的体重。高 GI 食物可能导致血糖波动大，使身体更容易储存脂肪。通过选择低 GI 的食物，儿童可以更好地控制体重，并减少患肥胖等相关疾病的风险。

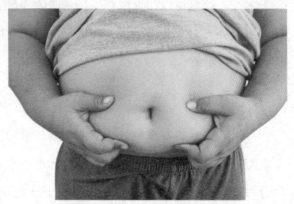

水果敞开吃，当心糖摄入超标

水果中含有天然糖分，主要是果糖。果糖是一种简单的碳水化合物，主要存在于水果中。相比葡萄糖，果糖在人体内被吸收和代谢的速度较慢，需要通过肝脏来进行代谢。

在肝脏中，果糖会被转化为葡萄糖或乳酸等，以给身体提供所需的能量。如果体内的能量供给已经充足，多余的果糖会被转化为脂肪，并以脂肪的形式储存起来。这也是为什么过量摄入果糖可能会导致体重增加。

但是我们也不必禁止吃水果。水果富含纤维、维生素和矿物质等营养物质。纤维可以帮助减缓果糖的吸收速度，同时提供饱腹感和其他健康益处。对于儿童来说，在饮食中应该适度摄入水果，并注意选择多样化的水果。

（一）并不是越甜的水果含糖量越高

水果的糖分主要来自其中的葡萄糖、果糖、蔗糖和淀粉含量，而不是与其甜度直接相关。西瓜、草莓等水果吃起来比较甜，但是其实糖分并不高，只要把握好量，都可以让孩子吃一些。

常见的含糖量较低的水果（每100克）

水果	含糖量	水果	含糖量
柠檬	4.9克	杏子	7.8克
西瓜	5.5克	枇杷	8.5克
甜瓜	5.8克	柚子	9.1克
草莓	6克	菠萝	9.5克
木瓜	6.2克	桑葚	9.7克
芒果	7克	葡萄	9.9克
哈密瓜	7.7克	樱桃	9.9克
李子	7.8克		

不同水果的含糖量不同，樱桃、草莓、覆盆子、西瓜、柑橘类等水果含有较少的糖分，而香蕉、无花果、葡萄和菠萝等水果含有较多的糖分。儿童的身体发育需要多种营养，在食用水果时需要控制好量，尤其是含糖分较高的水果。

（二）水果不能代替蔬菜

水果是孩子们非常喜欢的食物，它们通常味道甜美可口，同时含有丰富的营养素，如维生素C、维生素A、钾、膳食纤维等。这些营养素对于孩子的健康成长非常重要。

然而，仅仅依赖水果来获取身体必需的营养素并不足够。蔬菜的营养价值同样也是非常重要的，蔬菜往往含有更多的纤维素、叶酸以及钙、镁、铁等矿物质，同时也含有较多的维生素 A、维生素 K、维生素 B 群等。相比之下，水果中更多的是维生素 C 和其他天然抗氧化剂，如类黄酮、花青素等。因此，我们需要在饮食中同时摄入蔬菜和水果，以获得全面、均衡的营养。

家长应该鼓励孩子多吃各种蔬菜，并且可以采用一些新颖的方法来让孩子喜欢上蔬菜，如将不同的蔬菜进行搭配或做成馅料包成饺子、包子等。

（三）控制水果中糖分的摄入的几个方法

适量摄入水果是非常有益的，但过量摄入任何类型的水果也可能导致健康问题。我们可以科学地引导儿童食用水果。

1. 多样化水果的选择

不要只吃某一种水果，而是选择各种不同的水果。不同的水果含有不同的糖分含量，多样化的选择可以让你获得更多种类的营养，为身体提供更加丰富的营养物质。

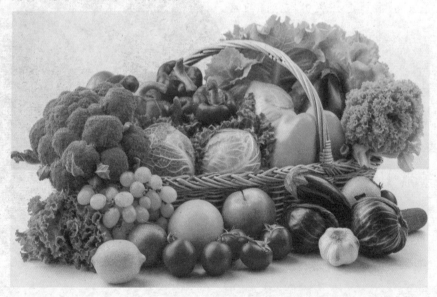

2. 控制食用量

适量控制水果的摄入量是关键。每个人的糖分耐受程度不同，所以没有一个固定的标准摄入量。你可以根据自身的健康状况和营养需求合理安排水果的摄入量。

3. 搭配其他食物

将水果与富含蛋白质、健康脂肪和纤维的食物一起食用，可以减缓血糖上升的速度，帮助控制血糖。

4. 定时、定量地食用水果

孩子吃水果的最佳时间是在两餐之间或午睡醒来后。每次吃水果的量应该在 50 ~ 100 克。根据孩子的年龄和消化能力，采取不同的形式来食用水果。对于 6 ~ 9 个月的幼儿可以将水果制成果泥来食用。大一点的孩子，建议直接食用水果。大部分人可能不知道水果经过榨汁后其中的维生素 C 很容易被氧化，富含膳食纤维素的果渣被丢弃，因此不建议儿童饮用机榨果汁。

注意隐形的糖

一块方糖的重量大约是 5 克，25 克的限量也就是 5 块方糖的量。在实际生活中，白砂糖、冰糖是儿童能接触到、看得见的方糖。除此之外，饮料、零食、甜点等食品中含有我们看不见的、隐形的糖。这种隐形的糖也同样值得注意。

1. 多种多样的饮料

高糖饮料是主要的糖分来源之一，如碳酸饮料、果汁和奶茶等含糖饮料。以可乐为例，其含糖量一般在 11% 左右，一罐 330 毫升的可乐中含有 36.3 克的糖（计算公式：330 毫升 × 11% × 1 克 / 毫升 = 36.3 克），这远远超过我国营养协会推荐的每日糖摄入量。因此对于儿童来说，最好是少喝或不喝含糖饮料。

一些商家售卖的多种多样的茶饮看似是很健康，其含糖量往往也很可观。但是，这些饮品中的糖分通常来自添加的糖浆、果汁浓缩液或其他甜味剂。因此，在选择饮品时，不仅要考虑是否健康，还需要注意其中的含糖成分。

2. 形形色色的糖果

糖果的糖分较高，一袋 200 克的糖果块含有约 180 克的糖分，相当于约 36 颗糖块的含量。同时，为了使糖果商品更诱人，往往还添加了多种色素等添加剂成分，大量摄入不利于儿童的健康，其中包括巧克力、口香糖和棒棒糖等形形色色的糖果。

3. 冰激凌

冰激凌制作过程中需要添加糖来黏结和降低冰点，使得乳脂被冻住之后仍然可以保持润滑柔软的质地。所以注定了冰激凌的含糖量不会低，其含糖量通常在 20% ~ 30%，用 5 寸冰激凌勺舀成的一个冰激凌球一般是 45 克，其糖分就已经接近或超过了 15 克。

4. 糕点和甜点

糕点和甜点通常含有大量糖分，如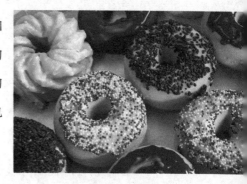一块约 80 克的巧克力蛋糕含有约 30 克的糖，相当于 6 颗糖块的含量。其他常见的甜点，如曲奇饼干、蛋挞和甜甜圈等，也有类似或更高的含糖量。

5. 蜜饯和果酱

蜜饯和果酱虽然以水果为原料，但制作过程中通常会添加大量糖分。如一勺约 20 克的草莓果酱含有约 13 克的糖。其他常见的蜜饯，如葡萄干和橙皮，也有类似或更高的含糖量。

看懂食物营养成分表中的糖

由于人们越来越深刻地意识到减糖对于儿童成长的重要性，很多儿童预包装食品会在包装上标注"无糖""0 糖"或"低糖"，相对于只注重口味的甜食来说，这类食品显然更健康一些，但是也不宜将这类食品过量食用。

根据《食品安全国家标准　预包装食品营养标签通则》（GB

28050—2011）规定，对于预包装食品的糖含量标准如下：

"无糖"或"0糖"：糖含量应该≤ 0.5 克/100 克（固体）或 100 毫升（液体）。

"低糖"：糖含量应该≤ 5 克/100 克（固体）或 100 毫升（液体）。

因此，通过查看食品营养成分表中的糖含量，我们可以判断是否符合上述标准。

《预包装食品营养标签通则》规定食品配料加入量按照递减顺序排列。也就是说，配料表上的成分按照含量从高到低排列，所以配料表中越是靠前位置的，其含量就越高。

在选择食品时，我们应该仔细查看配料表，并注意那些含糖量较高的配料。如果我们发现糖或其他高糖成分（如糖浆、果汁浓缩液等）在配料表中排名靠前，就意味着该产品的糖分含量较高，需要限量食用。

在一些食物的营养成分表上，糖的含量会单独标注出来。这是因为糖被认为是一种对健康有潜在影响的营养物质，所以许多人关注食品中糖的摄入量。然而，在一些食品的包装上，糖的含量没有单独标注，特别是在一些饮料的包装上，这是因为糖在这些食品中通常以碳水化合物的形式存在。碳水化合物是一种主要的能量来源，包括糖、淀粉和膳食纤维等。所以，对于这些食品，如果我们想要了解其中的糖含量，可以查看碳水化合物的含量，并减去其中的膳食纤维含量，这个结果就是该食品中的糖含量。当我们在选购饮料时，需要查看食品标签中的营养成分表，选择碳水化合物或糖含量低的饮料。

0 蔗糖不代表无糖

蔗糖是一种常见的糖分，它是从蔗糖植物中提取的甜味物质。蔗糖属于简单碳水化合物，每克蔗糖约含有 4 千卡的能量。

食物中的蔗糖含量可以通过查看营养标签或食品成分表来确定。需要注意的是，并不是所有的食物都会明确列出蔗糖的含量。有些食品可能只列出总糖分，而不区分其中的蔗糖和其他类型的糖。

标注为"无糖"或"0 添加糖"的产品并不一定完全不含糖。虽然配料表中可能没有明确标注"糖"，但是可能会使用其他含糖物质（如果糖、葡萄糖等）来代替蔗糖，所以依然会产生糖分。

《根据食品安全国家标准　预包装食品营养标签通则》（GB 28050—2011），每 100 毫升饮料中含糖低于或等于 0.5 克就可以标注为无糖饮料。因此，如果我们购买的饮料标注为"无糖"或"0 添加糖"，仍然需要留意其中的糖分含量。

另外，蜂蜜、浓缩果汁等成分也有可能被用作代替糖的成分。这些成分虽然相对于蔗糖来说可能更加"天然"一些，但它们仍然会产生糖分，不能完全视为"无糖"。蜂蜜虽然算不上精制糖，但含糖量也是极高的（通常可达 80% 以上），也需限量。浓缩果汁如果摄入的

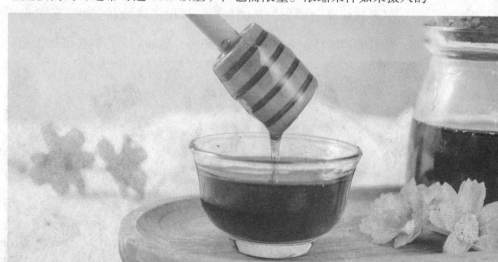

量大的话，同样能带来不少糖分。

总之，无论我们购买何种食品和饮料，都需要认真查看配料表和营养标签，仔细留意其中的糖分含量。

厨房也是糖的"重灾区"

有关研究数据表明，中国居民每日摄入的盐和油，一半以上来源于厨房，每日摄入糖的重要来源之一也是厨房，因为很多厨房食物中含有大量的糖分。因此，在控制糖的摄入方面，我们不仅需要关注含糖饮料、糕点、糖果、巧克力等食品，同时还需要注意我们在家中使用的糖量。

（一）减少使用调味料汁

很多调味汁会添加大量的糖分，以增添风味和获得更长的保质期，常见的调味汁，如沙拉酱、番茄酱、酱油等，可能会添加大量的

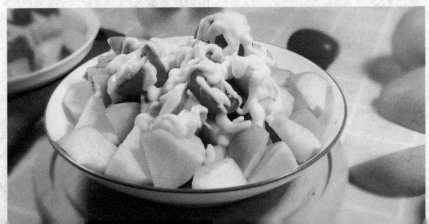

糖分。在选择调味汁时，我们应该仔细查看其营养标签，并尽量选择低糖或无糖的调味汁品牌。

给孩子做菜应减少使用人工合成的调味料，使孩子更多地感受食物本身的味道，养成清淡饮食的习惯。

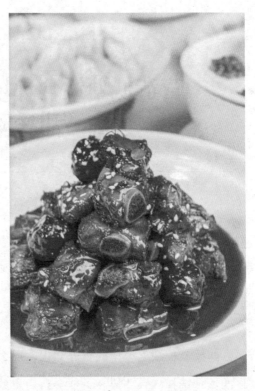

（二）减少食用放糖多的菜肴

糖在中餐烹饪中经常被使用，它可以为菜品增加甜味，并且能够平衡其他调味料的味道。糖还有助于提升菜品的颜色和口感，使之更加诱人。糖醋排骨、红烧肉、拔丝地瓜、锅包肉等菜品在烹饪过程中会放大量糖，因此并不适合给孩子频繁食用。

（三）用天然甜味食物搭配

在做家庭食物时，尽量不要养成加糖的习惯，尤其是喝杂粮粥、银耳羹、红豆沙、绿豆汤、牛奶、豆浆、咖啡等饮品时，一定要少放甚至不放糖。对于喜欢甜味的人，可以使用天然甜味食物（如红枣、桂圆）代替白砂糖，这样不仅能增加食物的口感和甜味，还能摄取到天然食材所富含的营养物质。

营造低糖饮食环境，帮孩子远离"甜蜜陷阱"

对于想要孩子养成低糖饮食习惯的家长来说，以身作则并营造有益于控制糖分摄入的家庭环境是至关重要的。营造低糖饮食环境，我们可以从以下几个方面入手：

1. 建立健康的家庭饮食习惯

如果家长缺乏科学的营养知识，那么在购买食物时可能会导致不良的饮食选择。一些家长可能会认为贵的食物就是好的食物，或者只顾选择孩子喜欢吃的食物而忽视了均衡营养的重要性。作为家长应在日常饮食中尽量选择健康的食物，减少甜食和加工食品的摄入，学习科学营养知识，为孩子提供多样化的蔬菜、水果、全谷物、蛋白质和健康脂肪等食物，从而建立健康的家庭饮食习惯。

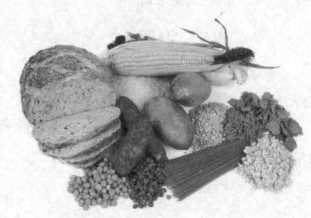

2.控制甜食的可及性

为了更好地减少甜食对孩子的诱惑，可以将甜食放在高处或密封容器中，并将其存放在孩子难以到达的地方。

在采购食品时，多采购新鲜的蔬菜、水果、肉类等食物，减少购买或不买甜食，如果家庭当下有食用甜食较多的情况，可以通过制订一个购买时间表或将购买甜食的频率控制在一个合理的范围内来实现。

3.提供健康的食物选择

家长可以在家中提供多种健康的水果和蔬菜，如苹果、橙子、胡萝卜等，以作为孩子的零食选择。这样不仅可以满足孩子的甜食需求，而且还可以为孩子的身体提供更多的营养物质。

此外，饮水对于儿童的成长来说也非常重要，我们要鼓励孩子多喝水。尽量避免给孩子提供含糖饮料，如汽水、果汁或其他含糖饮料。为更好地鼓励孩子多喝水，可以为孩子备一些山楂百合水、红豆水等无糖的补水饮品。

4.增加孩子对健康饮食的兴趣

家长可以通过与孩子一起准备和制作食物、尝试新的食物和食谱，以及提供有趣的餐桌环境来增加孩子对健康饮食的兴趣。

当孩子们参与食物采购和制作的过程中时，不仅可以更好地了解食物的来源和营养知识，还有助于培养独立能力和责任感。这样做不仅有益于孩子的身心健康，也能够促进家庭和谐。

5. 树立榜样作用

作为家长和照顾者，你要起到榜样作用。选择健康的饮品和食物，减少高糖饮料和高糖食物的摄入，让孩子看到你对健康的重视。通过身体力行，他们将更有可能模仿你的行为。

6. 加强营养教育

与孩子一起讨论饮品选择的重要性。解释高糖饮料对健康的不利影响，如导致龋齿、肥胖等问题。教导他们如何阅读食品标签，了解添加糖的含量，培养他们对自己健康的责任感。

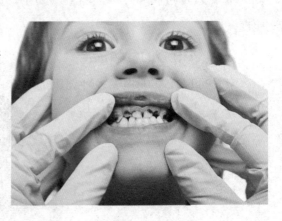

孩子对甜食上瘾，该如何纠正

孩子对甜食上瘾是一个常见的问题，作为家长要给孩子提供正确的引导和支持，与他们进行沟通，理解他们的需求，帮助他们培养健康的饮食习惯。对于嗜糖的孩子，我们可以通过以下几个方法帮助孩子纠正：

1. 循序渐进地减糖

当孩子非常渴望吃甜食时，如果大人一味地制止孩子吃甜食，反会引起他们对甜食的好奇心，从而导致他们更加渴望尝试甜食，并有可能反作用地增加对甜食的偏好，导致摄入更多的糖分。

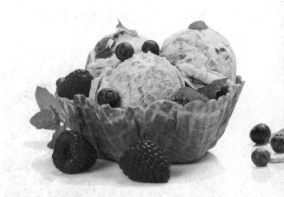

为避免此现象的发生，我们可以循序渐进地帮助孩子减少糖的摄入，以提升孩子对糖的敏感度。家长可以逐渐减少孩子吃甜食的次数和量，例如：和孩子约定好上午吃一块蛋糕，下午就不可以再吃冰激凌了；如果孩子当天在生日宴会等场合吃了一些蛋糕和糖果，那么接下来1周或2周都不可以再吃甜食了。

2. 通过自制食物来控制糖量

很多餐饮店和零食厂商为了追求口感和效率，会在食品的制作过程中使用过多的油、盐、糖等调味品。这些食物摄入过多会引起身体健康问题，尤其是儿童，更容易受到影响。家长要时刻关注孩子的饮食习惯，尽量选择在家做饭或者选择健康的餐厅，少吃油炸、重口味的食物。逐渐减少对甜味的依赖，让味觉适应清淡的味道。慢慢降低添加糖的量，尽量让孩子的味觉适应不加糖或少放糖的食品。

对于孩子来说，爱吃零食也是很难绕开的一个问题，家长可以通过使用空气炸锅、蒸锅、煎锅等健康的烹饪方式自制减糖烘焙零食来帮助孩子减少糖分的摄入。

3. 不拿甜食当作奖励

一些家长会在孩子表现好或取得某些成绩时，给孩子购买一些较贵的饼干、蛋糕、甜甜圈等甜食当作奖励，这种做法会使孩子形成不良的饮食习惯。

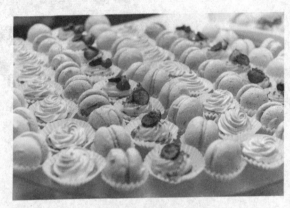

如果孩子只有在得到零食的时候才感到自己被认可和赞扬，这可能会让他们变得依赖于零食来获得自我价值感。这种依赖会使他们难以自主控制自己的情绪和行为，从而影响他们的学习和社交。

并且，使用零食作为奖励也会削弱家长控制孩子饮食的能力。长期将表现好或取得成绩与甜食奖励联系起来，这样的做法会使孩子更认同甜食，形成对甜食的偏好，很不利于培养减糖的饮食习惯，或者会对饮食更加挑剔，甚至会拒绝健康食物。

| 第三章 |
有助于减糖的好食材

控糖的食物主要有卷心菜、白菜、油菜、生菜、菠菜、芹菜、苦瓜、木瓜、南瓜、黄瓜、海带、人参、黄芪、豆腐、山药、茄子、柚子、橘子、苹果、菠萝、牛肉、兔肉、鱿鱼、大麦、青稞、燕麦、玉米、糙米、粳米、黑米、荞麦、小米、黄米、高粱米以及薏米等。平时还要加强锻炼，促进消化，提高身体素质。

有助于控糖的优质蛋白食物

蛋白质是人体必需的三大营养素之一，为人体形成长时间的饱腹感。相比于碳水化合物，蛋白质更能满足儿童的饥饿感，减少他们对高糖分食物的渴望。同时，蛋白质的消化过程较慢，有助于维持稳定的血糖水平。当儿童摄入大量糖分时，蛋白质的存在可以减缓血糖的上升速度，降低儿童患糖尿病等代谢性疾病的风险。

另外，蛋白质是构成人体细胞的基本物质，人体的生长发育、组织的更新和修复等都离不开蛋白质。儿童的身体正处于快速生长和发育阶段，摄入足够的蛋白质可以支持肌肉的健康发展，提高代谢率，促进能量消耗。

儿童摄取蛋白质的主要来源为动物性食品，如肉、鱼、禽类、蛋类和乳制品等。另外，植物性食品（如豆类、豆制品、坚果和谷类等）也含有一定量的蛋白质，可以作为儿童的辅助蛋白质来源。

1. 鸡肉

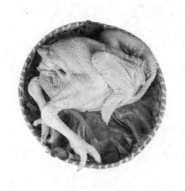

鸡肉富含高质量的蛋白质和必需的氨基酸，这对于孩子的生长和发育非常重要。蛋白质是身体组织和肌肉的基本构建模块，并对维持免疫系统的正常功能至关重要。鸡肉中的脂肪主要是不饱和脂肪，这些脂肪有助于孩子的大脑和神经系统的发育，同时也有助于维持心脏健康。特别是鸡胸肉富含 B 族维生素，包括维生素 B_6 和维生素 B_{12}。这些维生素对加快能量代谢、提高神经系统功能和维持皮肤健康都非常重要。

炖、煮、蒸、炒是比较健康的鸡肉烹饪方法，而油炸鸡块、可乐鸡翅等高热量、高糖的做法并不适合孩子经常食用。

2. 猪肉

猪肉是非常常见的肉类食品，富含蛋白质和多种营养成分。猪肉中，高质量蛋白质的含量很高，此外还含有一些微量元素（如 B 族维生素），铁、锌等营养物质。这些成分对儿童的健康成长和身体机能发育起到重要作用。

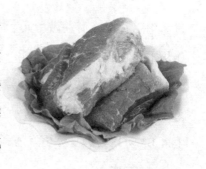

猪肉中的铁含量也比较高，有助于预防缺铁性贫血疾病的发生。对于贫血问题较为严重的儿童来说，适当地食用猪肉可以起到一定的帮助作用。同时，猪肉中的锌含量也比较丰富，有助于促进儿童的免疫系统发育。相对于其他肉类，猪肉的纤维含量较低，更易被儿童的消化系统吸收和消化。

对于较小的孩子，可以将猪肉搅打成肉泥做成辅食；对于咀嚼功能已经发育完全的孩子，可以将猪肉切片进行炒制、汆烫、炖煮等。炸酥肉、加了很多糖的糖醋里脊以及含糖较高的肉脯则不推荐给孩子经常食用。

3. 牛肉

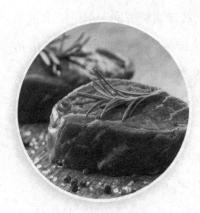

牛肉含有丰富的蛋白质、不饱和脂肪酸及微量元素等营养物质。牛肉中的肌氨酸是一种重要的氨基酸，它可以促进肌肉生长和增强力量，这对于正在成长的儿童来说尤为重要，可以帮助他们建立健康的肌肉组织。

此外，牛肉中含有丰富的锌和镁等矿物质。锌元素是合成蛋白质和促进肌肉生长所必需的微量元素之一，锌和维生素 B_6 以及谷氨酸盐一同作用下能增强免疫系统功能。镁元素则能够维护骨骼的健康和增强肌肉的力量。牛肉也富含维生素 B_{12}，它在支链氨基酸的代谢过程中起着重要的作用。支链氨基酸对于儿童的健康发育和能量供应至关重要，维生素 B_{12} 可以帮助身体更好地利用这些氨基酸。

4. 羊肉

羊肉富含氨基酸、矿物质和维生素等人体所需的营养物质。氨基酸是构成蛋白质的组成部分，对人体的正常代谢和功能发挥着至关重要的作用。矿物质（如钙、铁、锌）是儿童在生长发育过程中所需的。例如，钙是骨骼和牙齿的重要组成部分，铁是血红蛋白合成的必

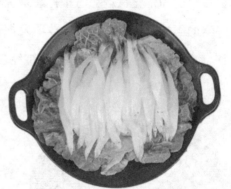

需元素，锌对于免疫系统的正常发挥和生长发育也非常重要。

此外，羊肉具有较好的口感和食欲刺激。儿童常常对食物的口感比较敏感，羊肉的质地饱满、口感丰富，可以刺激儿童的食欲，增加食物摄入量。

5. 银鱼

银鱼不仅含有丰富的蛋白质，还含有丰富的 ω–3 脂肪酸，如 EPA（二十碳五烯酸）和 DHA（二十二碳六烯酸）。这些脂肪酸对儿童的大脑和眼睛发育非常重要，有助于提高认知能力和视力。同时，银鱼富含矿物质，如钙、磷、锌等。这些矿物质对儿童的骨骼发育、牙齿健康和免疫系统功能维持起着重要作用。

银鱼中还含有多种维生素，如维生素 A、维生素 D 和维生素 B_{12} 等。这些维生素对于儿童的免疫系统、视力、血液形成等都具有重要影响。

对于需要添加辅食的孩子，可以将银鱼做成银鱼粥、银鱼饼来食用。

6. 鲈鱼

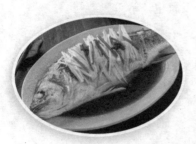

鲈鱼的肉质细嫩、易消化，引起过敏或不适反应的情况较少，对于肠胃功能比较薄弱的小孩来说也比较适合食用。

鲈鱼中含有丰富的蛋白质、DHA、维生素 A、B 族维生素以及钙、锌、镁、硒等微量元素。维生素 A 对于视力发育和免疫系统的正常发挥非常重要；B 族维生素参与了许多代谢和生化反应，对于神经系统功能提升和心理健康发育也具有一定的影响；微量元素在人体中发挥着各种各样的生理功能，如钙、锌、镁等对于骨骼、免疫系统、神经系统等发育都具有重要作用。

7. 草鱼

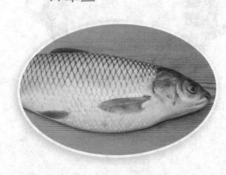

不饱和脂肪酸是构成体内脂肪的一种脂肪酸，是人体必需的脂肪酸。草鱼含有丰富的不饱和脂肪酸，如 ω-3 脂肪酸。这些脂肪酸对儿童的心脏和大脑发育非常重要，有助于提高认知能力、记忆力和学习能力。

草鱼还富含多种矿物质，如钙、磷、硒等。这些矿物质对儿童的骨骼发育、牙齿健康和免疫系统发育起着重要作用。

此外，草鱼中还含有多种维生素，如维生素 A、维生素 D 和维生素 B 族等。这些维生素对于儿童的免疫系统、视力、血液形成等都具有重要影响。

草鱼适合采用清蒸、炖煮的烹饪方法，在给孩子做红烧草鱼、糖醋鱼时需要控制糖的使用量。

8.带鱼

带鱼中富含丰富的不饱和脂肪酸，特别是 ω-3 脂肪酸。这些脂肪酸对儿童的心脏和大脑发育非常重要，有助于提高认知能力、记忆力和学习能力。

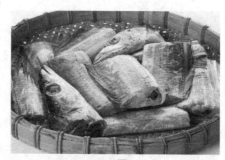

带鱼是维生素 D 的良好来源。维生素 D 对于儿童的骨骼健康生长至关重要，它有助于钙的吸收和利用，同时促进骨骼发育和预防骨质疏松等问题。

带鱼富含多种矿物质，如钙、磷、铁、锌等。这些矿物质对于儿童的骨骼发育、血液形成、免疫系统功能维持等都非常重要。

9.鳕鱼

鳕鱼富含高质量的蛋白质，对于儿童的细胞生长和修复非常重要。此外，鳕鱼还含有丰富的钙、铁、锌等矿物质，这些矿物质对于骨骼发育、血液形成和免疫系统功能维持都至关重要。鳕鱼中含有丰富的抗氧化剂和维生素，如维生素 A、C 和 E，这些有助于提高免疫力，增强孩子对感染和疾病的抵抗能力。鳕鱼富含不饱和脂肪酸，特别是 ω-3 脂肪酸。这些脂肪酸对于孩子的心脏和大脑发育非常重要，有助于提高智力和学习能力，并减少心血管疾病的患病风险。

鳕鱼的刺较少，对于开始添加辅食的幼儿来说也非常适合食用，清蒸或煎制都很适合。

10. 鸡蛋

鸡蛋是日常生活中比较常见而且蛋白质含量很高的食物。此外，鸡蛋中还含有丰富的维生素 A、D、E、B_{12} 和叶酸等多种维生素，以及铁、锌、硒等多种矿物质，这些营养成分对于孩子的身体发育和免疫力提升都非常有益。

鸡蛋黄中的卵磷脂、甘油三酯、胆固醇和卵黄素对神经系统和身体发育很有帮助，可以提高孩子的智力和记忆力，并有助于预防认知障碍的发生。

对于儿童来说，在不对鸡蛋过敏的前提下，可以每周食用 3 ~ 4 个鸡蛋。蒸、炒、煮都是很健康的食用方式。

11. 鹌鹑蛋

鹌鹑蛋是一种含有丰富营养的食品，其中含有硒、蛋白质、维生素 B 族和铁等营养物质。这些成分对儿童大脑发育和骨骼健康生长都具有积极的影响。

儿童适量食用一些鹌鹑蛋还可以补充微量元素。每 100 克鹌鹑蛋中含有约 25.5 微克的硒元素，这个含量相当丰富。硒是一种重要的微量元素，它对儿童免疫力的提升和生长发育起着重要作用。

鹌鹑蛋虽然营养丰富，但儿童在食用时也应适量。过量摄入蛋类可能会导致过敏或消化不良等问题。建议儿童每次食用量不超过3个。

12. 牛奶

纯牛奶中的蛋白质含量通常在3%～4%，不同品牌和类型的牛奶中的蛋白质含量会略有差异。选择蛋白质含量在3%以上的牛奶可以确保摄入足够的蛋白质，帮助维持肌肉质量和形成饱腹感。

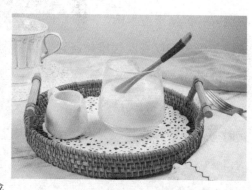

根据《中国学龄儿童膳食指南（2022）》建议，学龄儿童每天应摄入300毫升及以上液体奶或相当量的奶制品。不同奶制品，如鲜奶（杀菌乳）、常温奶（灭菌乳）、酸奶、奶粉或奶酪等的营养成分差别不大，都可以选择。

我们在为孩子选购牛奶时，还要看成分表，确保购买的牛奶配料表中包含"生牛乳"，因为一些被冠以"儿童牛奶""风味牛奶"的产品中可能会添加甜味剂、香精等成分。此外，生牛乳的含量较低的产品也不建议给孩子长期食用。

13. 酸奶

酸奶是将生牛乳经过发酵制作而成的乳制品。在制作酸奶过程中，牛奶中的乳糖会被乳酸菌转化为乳酸，从而降低了pH值并赋予了酸奶特有的酸味。

市场上售卖的酸奶产品配料表中含有的双歧杆菌、长双歧杆菌、嗜酸乳杆菌、格氏乳杆菌、乳双歧杆菌、乳杆菌、益生链球菌等，都属于益生菌。

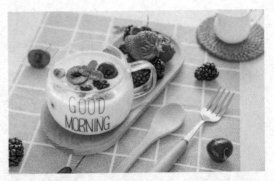

这些益生菌不仅有助于维护肠道菌群平衡，还能促进消化和维持免疫系统健康。

但是，很多酸奶产品中也会添加大量的糖，我们在为孩子挑选酸奶时应优先选择配料表只有生牛乳和益生菌的产品。为了调节纯酸奶的口感，我们可以在酸奶中搭配水果粒、坚果一起食用。

14. 奶酪

奶酪是由牛奶浓缩后发酵制作而成的一种奶制品。其营养成分比较丰富，包括优质蛋白质、钙、铁、锌等营养物质。儿童适量食用一些奶酪能够为身体补充一定的营养与能量，促进生长发育。另外，奶酪中的胆固醇含量相对较低，适量地摄入不会对儿童的心血管健康造成负面影响。

其中，富含的多种益生菌也有助于促进肠道菌群平衡，提高消化功能，增强免疫系统功能。

市场上售卖的奶酪有天然奶酪和再制奶酪。天然奶酪的配料表中位于第一位的是牛奶或羊奶，而再制奶酪的配料表中位于第一位的是干酪。

家长可以根据孩子的年龄段来选择奶酪。1岁以上儿童就可以吃奶酪了，3岁以内首选天然奶酪，3岁以上可以尝试再制奶酪。同时，为孩子选购奶酪制品时，建议优先选择糖分、钠含量都较低的产品，应避免选择色素、香精含量较高的产品。

有益血糖控制的豆类

儿童适量食用豆类食品对身体非常有益。常见的豆类食物有黄豆、绿豆、红豆、黑豆、青豆、芸豆等。

豆类中的碳水化合物含有一些慢消化淀粉和膳食纤维，这些成分可以减缓碳水化合物的消化和吸收速度，从而使血糖的升高速度变缓慢，同时也降低了血糖的高峰值。这对于维持儿童血糖的稳定非常有益。而且，豆类中的慢消化淀粉可以提供长效能量，有利于维持儿童

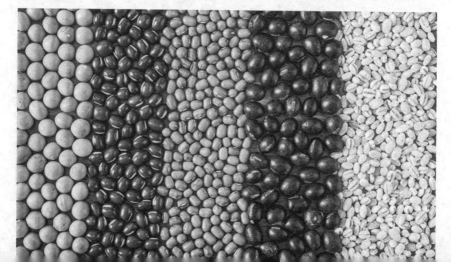

的精力和体力。

豆类富含优质蛋白质、不饱和脂肪酸、钙和 B 族维生素等营养元素，这些都是儿童生长发育所必需的。此外，豆类中的植物性蛋白质可以替代部分动物性蛋白质，降低儿童的脂肪和胆固醇摄入量，有益于维持心血管健康。

豆类中含有一些不易消化的糖类可能引起肠胀气和消化不良。对于孩子来说，可以选择食用煮熟的、浸泡过的或经过加工的豆类，以避免这些不适。此外，适量搭配其他易消化的食物，如谷类、蔬菜和水果，可以帮助保持营养平衡，减少不适感。

根据《中国学龄儿童平衡膳食宝塔（2022）》建议，儿童每日大豆（这里的大豆不仅指黄豆，还包括青豆、黑豆等）的食用量如下：

儿童每日豆类食用量

儿童年龄段	建议每日大豆食用量
2～3岁的儿童	5～15克/周
4～5岁的儿童	15～20克/周
6～10岁的学龄儿童	105克/周
11～13岁的学龄儿童	105克/周
14～17岁的学龄儿童	105～175克/周

1. 黄豆

黄豆营养很丰富，含有高质量的蛋白质、健康脂肪、膳食纤维以及多种维生素和矿物质。

黄豆中的蛋白质含量很

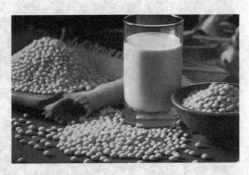

高，是植物性蛋白质的重要来源之一。它们含有完整的氨基酸组合，对于儿童的生长发育非常重要。黄豆还富含不饱和脂肪酸，有助于维持心血管健康，并提供身体所需的能量。

黄豆制品（如豆腐、豆腐脑、豆皮和豆干等）是黄豆常见的食用方式，它们不仅保留了黄豆的营养价值，还具有独特的口感和风味。豆腐脑则是以黄豆为主要原料制作而成的传统食品，含有丰富的蛋白质和微量元素。豆腐富含蛋白质和钙，是素食者和乳制品过敏者的理想选择。豆皮和豆干则是黄豆的加工产品，口感韧脆而有嚼劲，都很适合孩子食用。

2. 绿豆

绿豆是一种蛋白质含量很丰富的食物，同时，绿豆还富含膳食纤维，可以促进消化系统的正常运作。对于儿童来说，丰富的膳食纤维不仅可以增加饱腹感，还可以帮助控制食欲，维持健康的体重。此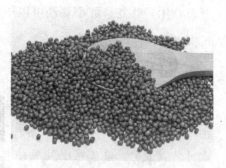外，绿豆还含有多种维生素和矿物质，如维生素 B 群、叶酸、维生素 C 以及铁、锌等。这些营养物质对于儿童的免疫系统、神经系统和骨骼发育都非常重要。

绿豆可以稍微浸泡后掺入大米中煮成绿豆饭，也可以煮成绿豆粥或做成粉丝、绿豆沙食用。

3. 红小豆

儿童处于生长发育阶段，需要大量的优质蛋白质来支持身体的发育。红小豆富含优质蛋白质，可以提供儿童所需的营养。红小豆富含

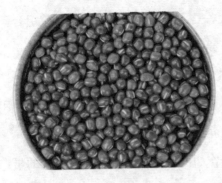

膳食纤维，可以促进肠道蠕动，减缓食物消化、吸收速度，可以预防便秘、腹泻等。红小豆含有多种维生素和矿物质，例如铁、钾、镁等，这些营养素对于儿童的生长发育非常重要。

红小豆具有一定的药用价值，但同时也存在一些禁忌证，例如脾胃虚弱、腹泻等情况不宜多食。

红小豆粥和红小豆饭都是非常受欢迎的含红小豆食物，尤其适合儿童食用。此外，红小豆还可以用来制作豆沙，和白面团搭配使用，可以做出各种美味的点心。

4. 黑豆

黑豆富含蛋白质、膳食纤维、钙、铁、锌、镁、磷、硒等多种营养成分，能够帮助儿童补充营养。黑豆中富含的钙和磷等营养成分对儿童的骨骼发育非常重要。此外，黑豆中的营养成分还包括维生素 C、维生素 E 等，这些成分能够帮助提高儿童的免疫力。

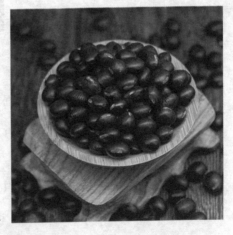

儿童可以适量食用黑豆食品，例如黑豆粥、黑豆糊、黑豆汤等。

5. 青豆

青豆中的蛋白质含量较高，可以帮助儿童补充蛋白质，促进生长发育。青豆富含维生素 C、维生素 K、叶酸、钾等营养成分，这些成分有益于儿童健康地生长和发育。青豆中含有丰富的维生素 A 和叶黄素等成分，具有保护眼睛、改善视力的作用。

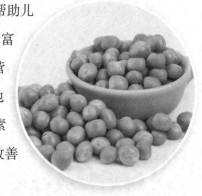

青豆可以煮熟后食用，也可以做成青豆泥、青豆汤等美味的食物。

低GI值的优质碳水化合物

根据《中国居民膳食指南（2022）》建议，2 岁以上儿童应保证每天全谷物的摄入量，以此获得更多的营养素。薯类包括马铃薯、红薯等，可替代部分主食。

粗粮通常指的是未经过精加工的谷物，例如糙米、玉米、小麦、燕麦等。粗粮相比细粮，其粒度较大，未经过度加工，保留了更多的纤维、维生素和矿物质。

粗粮富含膳食纤维，如纤维素和果胶。这些成分可以增加饱腹感，延缓胃肠道对食物的吸收，降低食欲，从而减少孩子对高糖食物的摄入量。

杂豆则是包含各种豆类在内的一种食品，例如黑豆、红豆、黄豆、绿豆、芸豆、赤小豆、蚕豆等。这些杂豆不仅味道鲜美，而且营养价值也非常高，其中含有大量的蛋白质、膳食纤维、维生素、矿物质等多种营养素。豆类富含蛋白质，具有高度的营养价值，其氨基酸组成与人体需要的氨基酸比例较为接近，易于被人体吸收、利用。

粗粮和杂豆中含有丰富的维生素和矿物质，例如铁、锌、钙等，对于维持儿童的生长发育和身体健康都非常重要。特别是对于那些挑食或偏食的孩子来说，多吃粗粮和杂豆可以帮助他们摄入更多的营养成分，保持身体健康。同时，粗粮和杂豆的 GI 值相对较低，能帮助控制血糖，具有较好的饱腹感，让孩子更容易长时间保持饱腹感。

还有一些食物，如土豆、红薯、紫薯、山药等根茎类食物的抗性淀粉含量较高，也可以作为主食的替代品，有利于增加饱腹感、控制血糖和减少能量摄入。

1. 玉米

玉米有很多种，常见的有甜玉米、糯玉米、紫玉米、白玉米等。其中，糯玉米的淀粉含量高于甜玉米、白玉米和紫玉米，而且糯玉米的升糖指数也较高，不利于稳定血糖。

对于需要控制血糖的孩子来说，

建议优先选择甜玉米。甜玉米虽然口感清甜，但其实其含糖量并不高，其甜味来自内部含有的水溶性多糖，并不是蔗糖。甜玉米的碳水含量大约为糯玉米碳水含量的一半。紫玉米的热量略低于糯玉米，但是其花青素含量丰富。白玉米含水量较多，热量低，更适合肠胃消化能力不足的孩子食用。

对于较小的孩子来说，更建议食用脱皮玉米，经过脱皮的玉米粒因为去掉了外层较为难消化的皮层，所以更加柔软易嚼，并且口感也更好。

2. 土豆

土豆的碳水化合物含量丰富，适量食用可以作为替代部分精米白面的主食。同时，土豆还富含膳食纤维、维生素 C 和 B 族维生素，以及钾、镁和其他矿物质，对促进儿童的生长发育和维持免疫系统健康非常重要。

同时，儿童在食用土豆时应适量摄入，避免过量。此外，选择健康的烹饪方式，如蒸、煮或烤，可以最大限度地保留土豆的营养价值。尽量避免过度油炸或添加大量盐和调味料，这有助于保持儿童饮食的健康平衡。

3. 红薯

红薯有红心和白心两个品种，红心红薯的甜度更高，但碳水化合物含量相对较低。红薯相比白米饭来说，热量更低，并且富含膳食纤维，尤其是可溶性纤维。膳食纤维有助于延缓胃肠道中食物的消化、吸收速度，增加饱腹感，并有助于调节胃肠功能和稳定血糖。

此外，红薯还富含维生素 A、维生素 C、维生素 B_6、钾等营养物质，还含有一些抗氧化物质，如 β - 胡萝卜素。这些营养物质对于维持身体健康和免疫系统功能至关重要。

红薯的烹饪方法是比较多样的，有蒸、烤、煮等多种方式。红薯不仅口感软糯香甜，而且营养丰富，很适合儿童食用，但是一次食用量不宜过多，否则容易增加消化负担。

4. 山药

山药是非常适合儿童食用的常见的根茎类食物，具有多种营养元素。它可以通过炒、炖或蒸等方式食用。山药含有丰富的碳水化合物，因此可以当作主食食用。

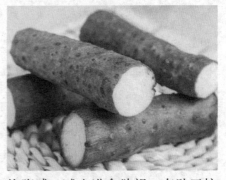

山药富含膳食纤维，可以增加饱腹感，减少进食欲望，有助于控制体重。此外，山药中含有黏液蛋白，具有保护胃肠道黏膜的作用，有助于维持消化道健康。

山药含有丰富的维生素 C、B 族维生素和矿物质，如钾、铁、锌等。这些营养物质对儿童的生长发育非常重要，可以支持免疫系统的功能，促进骨骼健康生长和血红蛋白合成。

5. 糙米

糙米饭相比于白米饭有更高的营养价值，糙米饭保留了大部分谷物外层和胚芽，因此富含膳食纤维、维生素和矿物质。相较于白米饭，糙米饭更有助于形成长时间的饱腹感，减少不必要的进食，这对于一部分肥胖的儿童是非常有益的。

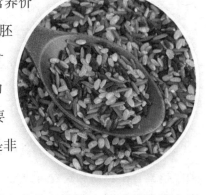

另外，糙米饭的低糖、低脂特性也有助于控制血糖和维持胰岛素水平，可以进一步促进减脂，儿童可以适量食用糙米饭。

然而，需要注意的是，儿童的消化系统可能对高纤维食物更为敏感，因此在引入糙米饭到儿童饮食中时，应循序渐进地增加其分量，同时观察儿童的反应。此外，对于婴幼儿来说，糙米饭可能较难消化，因此在婴幼儿阶段不建议过多食用。

6. 燕麦

燕麦是一种蛋白质含量较高的全谷物，同时，燕麦具有高纤维含量和较低的热量密度，可以形成长时间的饱腹感。

燕麦的食用方法也非常多样化，可以加入面包、饼干等食品中，也可以制作成燕麦片、燕麦粉等，方便儿童随时食用。另外，将燕麦加入粥中也是一种很好的做法，可以改善整体的营养结构。燕麦的颗粒细小，易于煮烂，可以为粥增加丰富的纤维和蛋白质。同时，燕麦本身也会释放出一些淡淡的香气，为粥增添一种特殊的口感和味道。

在选择燕麦产品时，应该选择无添加剂、低糖、低盐的产品，以保证孩子的健康。

7. 小米

小米是一种营养丰富的谷物，它含有多种维生素、矿物质和膳食纤维等营养成分。相比于大米，小米更为粗糙，且含有更多的膳食纤维，因此可以促进肠道蠕动，改善排便情况，对于预防便秘和缓解其他消化系统问题有帮助。

小米还富含磷、钾、镁、铁等矿物质，以及B族维生素等营养素，这些都对身体健康非常重要。对于儿童来说，小米是一种非常合适的食材，可以提供丰富的营养，并且易于消化、吸收。

8. 荞麦

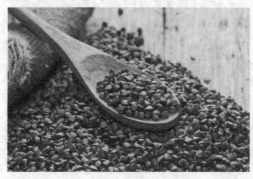

荞麦是一种非常适合儿童的粗粮。它的营养价值丰富，含有膳食纤维、蛋白质、B族维生素和矿物质，如镁、铁和锌等多种营养成分。它也是一种良好的植物性蛋白来源。此外，荞麦的升糖指数较低，它会使血糖上升得相对缓慢，有助于控制血糖。

荞麦通常被做成荞麦面、荞麦馒头等食物来食用，儿童可以适量食用一些荞麦，其可以作为一种替代性的主食。

9. 薏米

薏米也是一种营养非常丰富的食物。它含有大量的膳食纤维、蛋白质、矿物质和维生素 B 群等多种营养成分。对于儿童而言，适当食用薏米也是有好处的。薏米富含的膳食纤维，可以促进肠胃蠕动，有助于缓解便秘等消化系统问题。此外，薏米成分中的矿物质，如镁、铁和锌等，可以促进儿童健康成长。

10. 藜麦

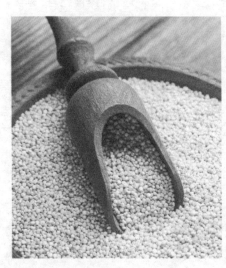

藜麦是一种非常好的蛋白质来源，每 100 克藜麦含有约 14 克的蛋白质，比大米、小麦等谷物蛋白质含量更高。同时，藜麦含有丰富的碳水化合物，但其 GI 值相对较低，消化、吸收速度较慢，有助于控制血糖水平。而且，藜麦成分中含有的膳食纤维可以促进肠道蠕动，改善排便情况，有助于控制血糖和血脂，对于儿童的生长发育和健康维持都非常有帮助。

藜麦可以做成藜麦饭、藜麦豆浆、藜麦馒头或者是茶饮。在儿童饮食中加入藜麦，可以丰富他们的营养结构，并且有助于控制孩子的体重。

被称为"天然胰岛素"的蔬菜

蔬菜富含维生素、矿物质和膳食纤维等营养物质，每天食用多种蔬菜可以为身体提供所需的各种营养素，有助于儿童健康发育。

儿童多吃蔬菜有益于减少糖分的摄入。蔬菜通常含有较少的糖分和低热量，但富含纤维和其他营养物质，这使其成为孩子们健康饮食的理想选择。

一些高糖的食物，如糖果、巧克力和糕点等常含有较高的糖分和较高的热量，且缺乏儿童成长发育所需的膳食纤维素。而蔬菜不仅糖分更低，而且提供了许多对于儿童健康生长非常重要的营养素。

此外，纤维在帮助控制血糖水平方面也发挥了重要作用。蔬菜中的纤维含量丰富，可以有效地减缓消化，使血糖缓慢上升，从而有助于预防或控制糖尿病的发生。

《中国学龄儿童平衡膳食宝塔（2022）》中建议，儿童每日蔬菜的食用量如下：

儿童每日蔬菜食用量

儿童年龄段	建议每日蔬菜食用量
7～12月龄	25～100克
12～24月龄	50～150克
2～3岁的儿童	100～200克
4～5岁的儿童	150～300克
6～10岁的学龄儿童	至少达到300克
11～13岁的学龄儿童	400～450克
14～17岁的学龄儿童	450～500克

在我们日常食用的蔬菜中，有些不仅可以调节血糖，而且还可以帮助控制血糖水平，因此其被称为"天然胰岛素"，以下是一些较为常见的蔬菜种类：

1. 菠菜

菠菜富含维生素 A、维生素 C、维生素 K 和叶酸等多种维生素，以及铁、钙、镁和锰等矿物质。维生素 A 和类胡萝卜素对于保护眼睛健康和维持良好视力非常重要。此外，菠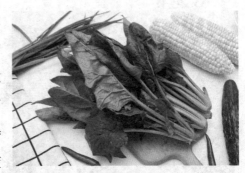

菜是钙的良好来源之一，有助于儿童建立强壮的骨骼。维生素 K 可以促进儿童对钙的吸收，并维持骨骼的健康。

在给儿童食用菠菜时，要注意将菠菜略微焯水后再食用，因为菠菜中还含有一定量的草酸。

2. 空心菜

空心菜的爽脆口感和丰富营养使其成为许多家庭的理想选择。它富含钙元素，可以促进宝宝的牙齿和骨骼发育，并维持大脑神经系统的功能。此

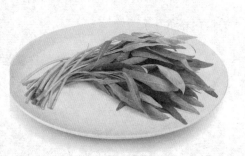

外，空心菜还可以改善胃口，增进食欲，并提供多种营养物质，有助于补充儿童所需的营养。

空心菜中的胡萝卜素、维生素C和微量元素具有抗氧化性，能促进新陈代谢，可以增强儿童的抵抗力，有助于预防疾病的发生。对于月龄较小的儿童来说，肠胃系统还在发育中，因此在喂食空心菜时，应将其切碎并确保彻底煮熟，以避免宝宝噎住，其次，这样做会更容易消化、吸收。

3. 花菜

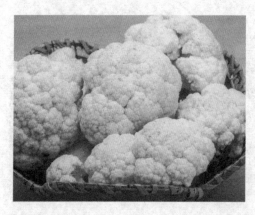

花菜富含维生素C、维生素K、胡萝卜素、膳食纤维和叶酸等多种维生素，以及钾、镁和钙等矿物质，是一种非常适合儿童食用的营养蔬菜。

花菜是维生素K很好的

来源之一，维生素 K 是人体合成凝血因子需要的重要营养素，对于儿童的生长发育和健康非常重要。

缺乏维生素 K 会导致凝血功能异常，引起皮下出血等问题，当儿童缺乏维生素 K 时，皮肤碰撞后易出现紫绀。因此，加强维生素 K 的摄入对于儿童的健康生长非常重要，而花菜是一种很好的选择。

4. 大白菜

大白菜含有丰富的营养物质，对儿童的健康发育具有重要作用。其中，膳食纤维和维生素 A、维生素 C 的含量较高，可以保持儿童的肠道健康、促进视力发育和免疫力提高。同时，大白菜还具有消食的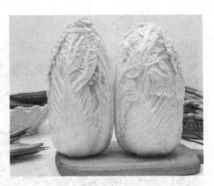作用，适合积食的儿童食用；对于肺热咳嗽的宝宝，具有清肺止咳的功效。

另外，大白菜中的锌含量也比其他蔬菜丰富，可以帮助促进儿童的免疫力和大脑发育。因此，大白菜是一种非常好的蔬菜选择，可以适当地加入儿童的日常饮食中。

5. 茼蒿

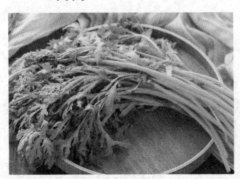茼蒿含有丰富的营养物质，如维生素 A、维生素 C、维生素 E、维生素 K 以及钙、钾、镁等矿物质，对于儿童的身体发育和免疫力提高非常有益。

茼蒿中的膳食纤维可以帮助增加饱腹感，控制食欲，有助于儿童控制总热量摄入，维持健康的体重。此外，茼蒿还含有丰富的水分，可以补充儿童日常所需的水分，保持身体的水平衡。

茼蒿可以通过炒、煮、蒸等方式食用，非常适合搭配其他蔬菜和肉类一起烹饪。在给儿童食用茼蒿时，可以根据他们的口味和消化能力，选择适合的烹饪方法和调味方式。

6. 韭菜

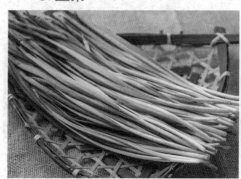

韭菜含有丰富的维生素A、维生素C、维生素K、叶酸和矿物质等。维生素A对于儿童的视力发育和免疫系统功能维持至关重要。维生素C有助于增强儿童的免疫力，预防感冒和其他疾病的发生。维生素K参与血液凝结过程，维持正常的血液功能。叶酸在胎儿的神经管发育中起着重要作用。

此外，韭菜还富含矿物质，如钙、铁、钾和镁等。钙对于儿童的骨骼和牙齿发育非常重要。铁是造血过程中必需的营养物质，有助于预防贫血。钾和镁对神经系统和肌肉功能的正常运转起着重要作用。

7. 口蘑

口蘑是一种营养丰富的食用菌，含有多种维生素和矿物质，如维生素 B_1、维生素 B_2、维生素C、钾、铁、锌等营养物质。此外，口蘑中还含有多种活性成分，如多糖、酚类和生物碱等，有助于促进身体发育和维持免疫系统功能。

口蘑中的多糖和酚类物质具有抗氧化作用，可以增强儿童的免疫力，预防感染疾病。口蘑具有独特的香味和口感，可以刺激儿童的味蕾和加强味觉发展，培养他们对多样化食物的接受能力。

8. 黑木耳

黑木耳含有丰富的蛋白质、维生素和铁、钾、钙等营养元素，适量食用可以为机体补充所需的营养物质，有助于小孩的生长发育。此外，黑木耳还富含膳食纤维，对促进胃肠道的消化功能起到辅助润肠、通便的作用。

9. 西葫芦

西葫芦是一种营养丰富且低热量的蔬菜，含有丰富的膳食纤维、维生素 C、维生素 K、叶酸和钾、镁等营养物质。

维生素 C 有助于增强儿童的免疫力，提高抵抗力，预防感冒和其他疾病的发生。维生素 K 在骨骼发育中起着重要作用，有助于帮助血液凝结和维持正常的血液功能。叶酸是一种重要的 B 族维生素，对胎儿的神经管发育至关重要。纤维有助于维持宝宝的消化系统健康，预防便秘。

此外，西葫芦中的钾、镁和

锌等矿物质也对儿童的健康发育至关重要。钾有助于维持身体的水平衡，支持心脏和肌肉功能。镁参与多种酶反应，对神经系统发育和肌肉功能维持起着重要作用。锌对免疫系统发育、细胞分裂和骨骼发育都非常重要。

西葫芦的口感清爽，烹饪方法多样，适合作为儿童的食物选择。它可以和鸡蛋、肉类一起炒制，也可以将西葫芦切成丝和鸡蛋、面粉一起做成西葫芦鸡蛋饼。

10. 丝瓜

丝瓜含有蛋白质、碳水化合物、钙、磷、铁以及维生素 B_1、维生素 C、维生素 A 等营养元素。维生素 C 是一种强效的抗氧化剂，能够

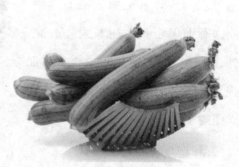

提高儿童的免疫力，预防感冒和其他疾病的发生。维生素 A 有利于促进儿童骨骼和肌肉的健康发育。

丝瓜口感清爽，可以做成丝瓜蛋汤，也可以与鸡蛋、肉类一同炒制。

11. 苦瓜

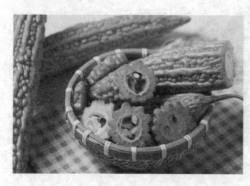

苦瓜中富含的营养元素有助于促进儿童身体发育和维持免疫系统功能。苦瓜中的黄瓜苦素可以降低血糖水平，适合血糖偏高或者有家族遗传糖尿病的儿童食用。

苦瓜中的多种化合物，如黄酮类和类胡萝卜素，具有抗氧化作用，可以保护细胞免受自由基的损伤。

然而，苦瓜味道苦涩，不是所有儿童都喜欢吃。如果想让孩子食用苦瓜，可以采用一些特别的烹饪技巧，如将苦瓜切成薄片后用盐水浸泡一会儿，以此来减轻苦味，然后再进行炒制或凉拌。

12. 冬瓜

冬瓜是一种营养丰富、低热量的蔬菜，对儿童的成长发育和健康维持非常有益。冬瓜的热量很低，其中含有少量的碳水化合物，几乎不含脂肪。

冬瓜富含维生素 C，有助于提升机体的抵抗力。冬瓜富含钾，而钠含量相对较低。适量的钾摄入有助于维持正常的心脏功能和血压。冬瓜具有天然的利尿作用，有助于排除体内多余的水分和毒素，这有助于维持体内的水平衡，缓解水肿问题。

冬瓜可以搭配瘦肉炒制，也可以与排骨、羊肉一同做汤来食用。

13. 南瓜

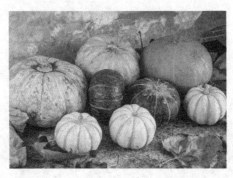

南瓜富含维生素 A、维生素 C、膳食纤维、钾、叶酸、铁、镁等多种营养素。这些营养素对于儿童的生长和发育非常重要，有助于增强免疫力、促进骨骼生长和维持心脏健康。

南瓜中含有丰富的锌，锌能参与人体内核酸、蛋白质的合成，是肾上腺皮质激素的固有成分，也是促进人体生长发育的重要物质。

南瓜味道甜美，深受儿童喜爱。可以用来制作各种美味的食物，比如南瓜饼、蒸南瓜饭、炒南瓜和南瓜汤等。

14. 黄瓜

黄瓜是一种营养丰富、低热量、高水分的蔬菜，适合儿童食用。黄瓜富含水分且低热量，每 100 克黄瓜只含有 16 卡路里的热量，因此可以帮助儿童增加饱腹感、控制食欲，有

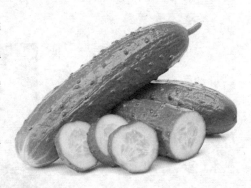

助于控制总热量的摄入，维持健康的体重。

黄瓜还富含膳食纤维，可以促进消化和肠道健康。丰富的膳食纤维还可以延缓胃排空时间，减慢碳水化合物的吸收速度，有助于控制血糖，对于儿童的血糖管理非常有益。

此外，黄瓜含有丰富的维生素 K、维生素 C、钾和叶酸等营养素。维生素 K 对于血液凝结和骨骼健康生长非常重要；维生素 C 有助于维持免疫系统的正常功能；钾对于维持心脏和肌肉功能至关重要；叶酸对儿童的神经发育具有重要作用。

黄瓜可以生食或榨成汁饮用，也可以搭配肉和鸡蛋等菜进行炒制。

15. 芹菜

芹菜含有胡萝卜素、B 族维生素、钙、磷、铁、钠、叶酸和钾等营养物质。维生素 K 对于促进儿童的骨骼生长和维持凝血功能非常

重要。叶酸是一种B族维
生素，能够帮助儿童的细
胞合成和修复，促进细胞
分裂和生长。钾是一种重
要的矿物质，有助于儿童
的神经系统和肌肉功能的
发育。

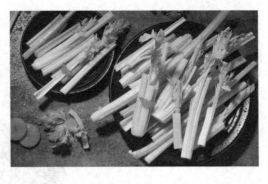

　　此外，芹菜还富含膳食纤维，有助于促进消化和预防便秘。它也
是一种低热量的蔬菜，适合帮助儿童控制体重和维持健康的饮食。

　　芹菜口感爽脆，可以同肉类、腰果等一同炒制，搭配出丰富的
口味。

　　16. 彩椒

　　彩椒，也称"甜椒"或"灯笼椒"，是一种营养非常丰富的蔬
菜。它有多种颜色，如红、黄、橙、绿等，每种颜色的彩椒都有其独
特的营养价值。

　　彩椒含有丰富的维生素C，其中红色和黄色的彩椒含量更高。维
生素C是一种强效的抗氧化剂，有助于保护细胞免受自由基损伤，提

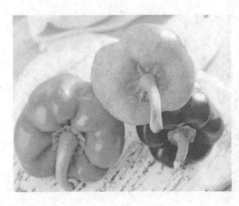

升免疫力，促进伤口愈合，并
参与胶原蛋白的合成，有助于
保持皮肤的健康和弹性。

　　除了维生素C，彩椒还富含
维生素A、维生素B_6、维生素
K_1、叶酸等营养元素。维生素A
对于视力保护和细胞分化具有

重要作用，维生素 B_6 参与体内蛋白质代谢和神经传导，维生素 K_1 有助于血液凝结。

彩椒可以搭配肉类炒制，也可以剁成小粒做成饺子馅。

17. 番茄

番茄是一种低热量、高营养的蔬果，富含维生素 C、维生素 A、维生素 K、维生素 B_6、叶酸和膳食纤维等多种营养物质，对儿童的健康成长非常重要。

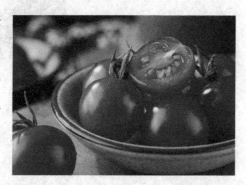

番茄中富含的维生素 C 和番茄红素是对身体非常有益的抗氧化剂，这些抗氧化剂有助于保护细胞免受自由基的损伤，维护儿童的身体健康。维生素 C 有助于增强免疫系统功能，提高儿童的抵抗力，预防感冒和其他疾病的发生。维生素 A 有助于维持正常视力，而番茄红素则与预防眼部疾病（如白内障和黄斑变性）有关。

18. 莴笋

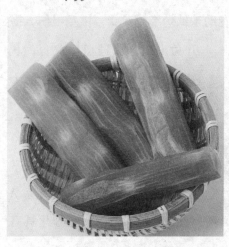

莴笋富含钙、镁、钾和磷等多种矿物质。此外，莴笋还富含维生素 K、维生素 C、维生素 A 和膳食纤维等多种营养物质，这些都有助于增强免疫系统功能，提高儿童的抵抗力，预防感冒和其他疾病的发生。

莴笋中的膳食纤维有助于

促进消化、预防便秘，并维持肠道健康。莴笋中含有的烟酸可以激活胰岛素，可帮助改善胰岛抵抗。

19. 茄子

茄子含有蛋白质、丰富的膳食纤维、维生素 C、维生素 K、维生素 B_6、钾、锰和铜等多种营养物质。儿童适量吃一些茄子可以补充身体所需营养。

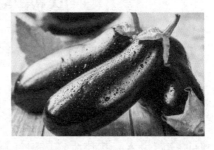

茄子可以通过多种烹饪方式食用，如炒、蒸、烤或煎。对于儿童来说，可以将茄子与其他蔬菜搭配在一起，制作成色彩丰富的菜肴，增加孩子对蔬菜的兴趣和接受度。

20. 紫菜

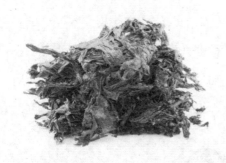

紫菜是一种海藻类食物，富含多种营养物质。紫菜中的多糖成分可以有助于维持稳定的血糖水平。一些研究表明，紫菜中的多糖具有降低血糖的潜力，可以帮助缩短葡萄糖在体内停留的时间，从而控制血糖。

此外，紫菜还含有丰富的钙质，是一种良好的钙源。儿童在生长发育期间，对钙的需求很大，因此，儿童适量食用紫菜不仅可以有效地补充钙质，还有助于满足他们的营养需求。

紫菜通常用来做汤，也可以炒成多种口味的海苔。

低糖水果合集

　　水果可以作为儿童的更健康的零食选择，适量食用有助于减少高糖食物的摄入。相比于许多糖分高而无营养的零食，水果富含纤维和水分，同时含有天然的果糖。水果在为儿童提供一些甜味的同时不会给他们带来过多的糖分。这有助于控制血糖水平、预防糖尿病。同时，水果也是热量相对比较低的食物，有助于保持儿童的体重和身体健康。

　　像草莓、覆盆子、柠檬、芒果、木瓜、西瓜等水果，不仅口感鲜美，而且营养成分也很丰富，属于含糖量较低的低糖水果，非常适合儿童食用。对于一些高糖的水果，如榴莲、红枣、荔枝等，儿童食用时需要注意量。

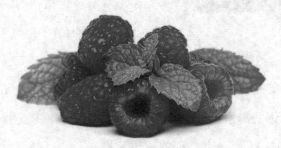

　　根据《中国学龄儿童平衡膳食宝塔（2022）》建议，儿童每日水果的食用量如下：

儿童每日水果食用量

儿童年龄段	建议每日水果食用量
7～12月龄	25～100克
12～24月龄	50～150克
2～3岁的儿童	100～200克
4～5岁的儿童	150～250克
6～10岁的学龄儿童	150～200克
11～13岁的学龄儿童	200～300克
14～17岁的学龄儿童	300～350克

1. 柚子

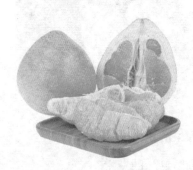

柚子是人体补充维生素C的优质来源之一，每100克柚子果肉中含有约23毫克的维生素C，这对于增强身体免疫力有很大的帮助。柚子中含有丰富的膳食纤维，可以促进消化、预防便秘。对于儿童来说，适当地食用柚子可以改善消化功能，缓解消化不良的问题。柚子中还含有钾、镁和钙等矿物质，这些矿物质对于维持骨骼的健康非常重要。适当地食用柚子可以帮助儿童摄入足够的矿物质，促进骨骼健康生长。

2. 樱桃

樱桃是人体补充维生素C的优质来源之一，每100克樱桃中含有约10毫克的维生素C，对于提升儿童的身体免疫力很有帮助。樱桃富含多种抗

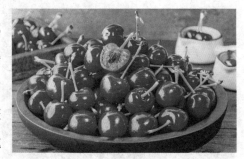

氧化剂，如花青素、类黄酮和维生素 E 等。这些抗氧化物质有助于保护细胞免受自由基损伤，预防慢性疾病的发生。樱桃含有维生素 A，对于维护视力健康有益。樱桃还含有少量维生素 K，并且是低热量的水果。需要注意的是，樱桃含有天然果糖，所以需要控制食用量。

3. 苹果

苹果是一种常见而且营养丰富的水果，它含有膳食纤维和多种微量元素，包括铜、碘、锰、锌和钾等。苹果中的膳食纤维元素可以促进肠道蠕动，预防便秘和消化不良。对于儿童来说，适量食用苹果可以改善消化功能，保持肠道健康。苹果中富含维生素 C，这对于增强免疫力有很大的帮助。苹果中的有机酸和果酸质具有抗菌作用，可以帮助保持口腔健康，预防蛀牙的发生。

4. 草莓

草莓是一种营养价值很高的水果，富含多种营养成分，包括维生素 C、维生素 K、维生素 B_6、叶酸和钾等。其维生素 C、柠檬酸等物质的含量高于苹果和葡萄，

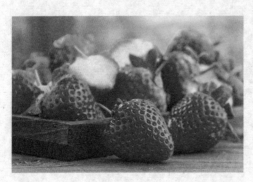

能够抵抗自由基对细胞的侵害，所以孩子吃草莓可以改善肤质，有一定的淡化沉淀色素的作用。

草莓中富含的叶酸对儿

童的神经系统和身体发育非常重要。此外，草莓中还含有多种抗氧化剂，如类黄酮和花青素等，这些物质可以帮助儿童保护细胞免受自由基的损伤，从而预防癌症、心血管疾病等的发生。

5. 蓝莓

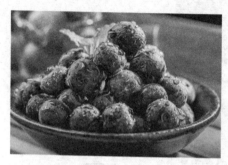

蓝莓不仅含有膳食纤维、维生素等营养元素，还含有丰富的花青素、黄酮类、多糖类和其他生物活性物质，这些物质具有很强的抗氧化作用，具有减缓衰老、改善记忆力和维持眼睛健康等功效。

蓝莓比较小，适合孩子们小手拿取并直接食用。它们也可以作为健康的零食选择，便于携带。

6. 覆盆子

覆盆子含有丰富的膳食纤维、维生素 C、维生素 B_2 及多种抗氧化剂，如花青素和类黄酮，这些营养成分对儿童的身体发育和健康生长都非常有益处。

7. 猕猴桃

猕猴桃含有丰富的膳食纤维、糖分、氨基酸、维生素和钙、钾、铁等营养元素。猕猴桃中含有抗氧化剂，如维生素 C、维生素 E 和多酚类化合物。这些抗氧化剂可以帮助抵抗自由基的损害，保护细胞免受氧化应激，从而促进儿童健康生长。

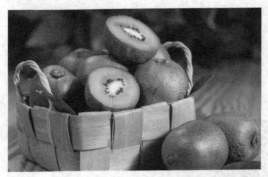

猕猴桃中的纤维素可以帮助降低血糖水平并提高胰岛素的敏感性，从而有助于预防糖尿病。建议选择未成熟的猕猴桃，因为未成熟的猕猴桃中的纤维素含量更高。猕猴桃也含有肌醇，这是一种天然的糖醇类物质，具有调节糖代谢的作用，可以帮助控制血糖。

8. 橙子

橙子富含维生素 C，是一种强效的抗氧化剂，有助于提高免疫力、促进胶原蛋白合成和保护细胞免受自由基损伤。它还含有丰富的膳食纤维，有助于消化和预防便秘。此外，橙子还含有其他维生素和矿物质，如维生素 A、钾、钙和镁，对维持身体的正常功能也有积极影响。

9. 番石榴

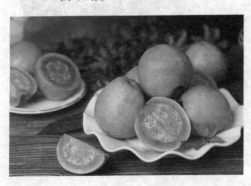

番石榴含有丰富的维生素、膳食纤维、矿物质和抗氧化物质等。番石榴中维生素 C 的含量较高，每 100 克番石榴果肉中的维生素 C 含量约为 68 毫克。维生素 C 是一种强效的抗氧化剂，可以帮助提高儿童的免疫系统功能，增强身体抵抗力。

番石榴富含膳食纤维，有助于维持消化系统健康，降低胆固醇和稳定血糖。每100克番石榴果肉中的膳食纤维含量约为5.9克。

10. 莲雾

莲雾是一种营养价值很高的水果，含有多种维生素、矿物质和抗氧化物质。相比于其他水果，莲雾的糖分含量较低，每100克莲雾果肉中的糖分含量

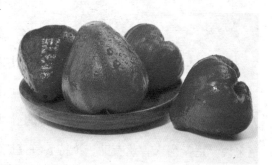

为9～16克。对于那些需要控制糖分摄入的儿童来说，莲雾是一种很好的选择。

莲雾富含维生素C、维生素B、膳食纤维、钾、铁等多种营养素，这些成分对儿童的身体发育和健康生长非常重要。莲雾含有丰富的膳食纤维，可以促进肠胃蠕动、改善便秘和缓解其他消化问题。

11. 火龙果

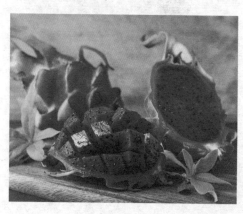

火龙果含有丰富的膳食纤维、维生素以及多种矿物质，如钙、铁、镁等，还含有多种多酚类化合物，如花青素和类胡萝卜素等，儿童适量食用火龙果能够帮助补充身体所需微量元素，有益于身体发育。孩

子吃火龙果也能起到保护肠胃的作用，因为火龙果中富含植物性白蛋白，能够保护胃壁和肠壁，能降低肠胃疾病出现的概率。

12. 香蕉

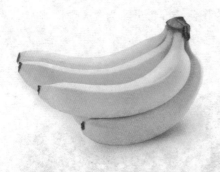

香蕉是一种营养丰富的水果，富含维生素 C、维生素 B_6、钾、膳食纤维等多种营养物质。香蕉含有较多天然的果糖和葡萄糖，可以为人体快速补充能量，儿童在活动过程中可以食用香蕉，增加体力和精力。香蕉中的钾元素有助于维持正常的心脏功能和血压水平。对于儿童来说，适量摄入香蕉有助于维持心脏健康。

13. 橘子

橘子是天然的维生素 C 来源，每 100 克橘子可以提供约 35 毫克的维生素 C，满足人体日常需求。同时，橘子中含有钾、镁、钙等多种矿物质，对于维持身体正常的代谢和生理功能起到重要作用。另外，橘子的膳食纤维含量适中，易于儿童消化、吸收。对于肠道敏感或消化能力较弱的儿童来说也非常适合。

橘子中的天然糖分可以为儿童快速补充能量。在活动过程中，食用适量的橘子可以增加儿童的体力和精力。橘子的口感清爽、多汁，儿童通常会对其口感和味道产生好奇和喜欢，有利于培养良好的饮食习惯。

常食用坚果有益儿童成长

相比于许多高糖零食，坚果通常含有较低的糖分。这使得它们成为更健康的零食选择，尤其适合那些需要控制血糖水平的人群，如糖尿病患者或有血糖问题的人。对于儿童来说，减少高糖零食的摄入，可以帮助缓解糖分过剩的问题。

坚果中的蛋白质和健康脂肪能够形成更长时间的饱腹感，相比于高糖零食，可以减少频繁进食和过度摄入糖分的可能性。

坚果含有丰富的营养成分，如蛋白质、健康脂肪、纤维、维生素和矿物质等。它们可以为身体提供能量，同时提供多种重要的营养素，有助于维持儿童的身体健康。

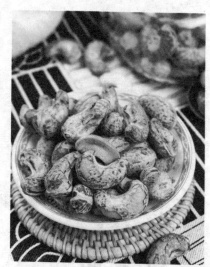

坚果有很多种类可供选择，如杏仁、核桃、腰果等。每种坚果都有其独特的味道和营养组成，可以根据个人口味和偏好进行选择。

一般来说，儿童在4岁以上可以开始食用坚果。在此之前，儿童的消化系统还不够成熟，难以分解坚果的纤维和脂肪。此外，还有些儿童对坚果过敏，这种情况下就需要避免食用。

根据《中国学龄儿童平衡膳食宝塔（2022）》建议，儿童每日食用坚果的量如下：

儿童每日坚果食用量

儿童年龄段	建议每日坚果食用量
4～5岁的儿童	适量
6～10岁的学龄儿童	50克/周
11～13岁的学龄儿童	50～70克/周
14～17岁的学龄儿童	50～70克/周

1. 杏仁

杏仁是一种营养丰富的坚果，富含蛋白质、健康脂肪、纤维、维生素E、镁和钙等营养成分。

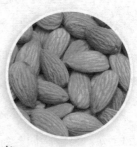

2. 核桃

核桃富含蛋白质、健康脂肪、纤维、维生素E、铜和锰等营养成分。它还是植物中最富含 ω–3 脂肪酸的来源之一。

3. 腰果

腰果是一种可口的坚果，富含蛋白质、健康脂肪、纤维、维生素B、铜、镁和锌等营养成分。

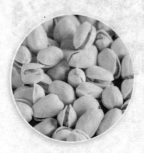

4. 开心果

开心果是一种小巧、可爱的坚果，很受儿童欢迎。开心果富含蛋白质、健康脂肪、纤维、维生素B、铜、镁和锌等营养成分。

5. 栗子

栗子是一种很好吃的坚果，富含碳水化合物、纤维、维生素 C、钾、铁、锌等营养成分。

6. 花生

虽然花生在植物分类上属于豆类，但它也被归类为坚果。花生富含蛋白质、健康脂肪、纤维、维生素 E、铜、镁、锌等营养成分。

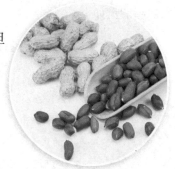

优质油脂

油脂是脂肪的主要来源，是身体能量的重要供应源。在减糖饮食中，因为减少了碳水化合物的摄入，身体需要从其他来源中获取能量。适量的油脂可以提供身体所需的能量，保持日常生活的正常运转。

相比于碳水化合物，脂肪在消化过程中需要更长的时间，因此能够更有效地维持饱腹感。适量的油脂可以让儿童在减糖饮食中更容易控制食欲，避免频繁地进食。

一些营养素，如维生素 A、维生素 D、维生素 E 和维生素 K 等，只有在脂肪的帮助下才能被身体充分吸收。适量的油脂可以促进这些重要营养素的吸收，确保儿童获得全面的营养。

根据《中国学龄儿童平衡膳食宝塔（2022）》建议，儿童每日食用油脂的量如下：

儿童每日食用油食用量

儿童年龄段	建议每日油脂食用量
7～12月龄	0～10克
12～24月龄	5～15克
2～3岁的儿童	10～20克
4～5岁的儿童	20～25克
6～10岁的学龄儿童	20～25克
11～13岁的学龄儿童	25～30克
14～17岁的学龄儿童	25～30克

1. 葵花籽油

葵花籽油的颜色金黄、澄清透明，其清香的气味使其备受大众喜爱。它可以用于炒菜、制作沙拉酱、烘焙等。

葵花籽油富含单不饱和脂肪酸与多不饱和脂肪酸，如亚油酸和亚麻酸。这些不饱和脂肪酸对于儿童的生长发育、大脑功能维持和免疫系统健康发育非常重要。葵花籽油中的亚油酸属于 $\omega-6$ 脂肪酸，有助于降低胆固醇水平，预防心血管疾病的发生。

儿童适量食用葵花籽油可以维持心血管系统的健康。葵花籽油富含维生素 E，是一种强效的抗氧化剂，有助于保护细胞免受自由基的损伤。

2. 芝麻油

芝麻油富含单不饱和脂肪酸与多不饱和脂肪酸，如亚油酸和亚麻酸。这些脂肪酸有助于降低胆固醇，维持心血管健康。

芝麻油中的亚油酸和亚麻酸是人体无法自行合成的必需脂肪酸，对儿童的大脑发育至关重要。它们有助于神经细胞的正常功能和认知能力的发展。另外，芝麻油中的钙等矿物质含量较高，这对儿童的骨骼发育和牙齿健康生长有益。

芝麻油含有维生素 E 和维生素 K。维生素 E 是一种强效的抗氧化剂，有助于保护细胞免受自由基损伤。维生素 K 在凝血过程中起着重要作用。

3. 低芥酸菜籽油

菜籽油是一种植物油，富含亚油酸、油酸等不饱和脂肪酸。低芥酸菜籽油是经过改良后的菜籽油，芥酸含量较低。它具有良好的抗氧化性和降低胆固醇的作用，适合炒菜和烘烤。

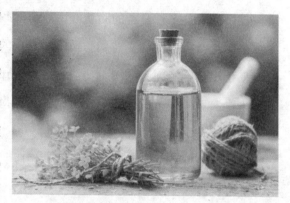

4. 橄榄油

橄榄油是一种健康的脂肪来源，富含单不饱和脂肪酸，每 100 克的橄榄油的单不饱和脂肪酸含量高达 73 克，有助于降低患胆固醇和心血管疾病的风险。建议选择冷压橄榄油，因为它保留了更多的营养成分。

5. 亚麻籽油

亚麻籽油富含 α–亚麻酸，这是一种人体无法自行合成的必需脂肪酸。摄入适量的亚油酸有助于降低胆固醇水平，保持心血管健康，减少患心脏病风险。同时，α-亚麻酸对于儿童的大脑发育非常重要，它有助于维持神经细胞的正常功能和促进认知能力的发展。

亚麻籽油中的α-亚麻酸可转化为花生四烯酸，这是一种具有抗炎作用的物质。适量摄入亚麻籽油可以帮助减轻炎症反应，缓解肠道炎症等问题。

另外，亚麻籽油中含有钙等矿物质，对于儿童的骨骼发育和牙齿健康有益。

6. 核桃油

核桃油富含多种有益的脂肪酸，如亚油酸和亚麻酸。这些脂肪酸是人体无法自行合成的必需脂肪酸，对儿童的大脑发育非常重要。它们有助于维持神经细胞的正常功能和促进认知能力的发展。核桃油富含维生素E和其他抗氧化物质，可以帮助增强儿童的免疫系统功能，提高身体抵抗力，减少感染疾病的风险。

核桃油中含有一定量的钙、镁等矿物质，对于儿童的骨骼发育和牙齿健康有益。

7. 花生油

花生油富含单不饱和脂肪酸和维生素E，有助于降低胆固醇、保护心脏等。建议选择非转基因的花生油，并且适量食用。

| 第四章 |
低糖主食习惯，从娃娃培养起

儿童应该摄入多样化的主食。多样化的主食有助于提供不同种类的营养素，支持儿童生长和发育。

谷类食物是儿童主要的碳水化合物来源，包括米饭、面条、糙米、杂粮等。我们注意到，相比于精制的主食，粗粮含有更多的膳食纤维和复合碳水化合物。这些复合碳水化合物需要更长的时间才能被消化和吸收，因此，血糖上升的速度会减缓。在生活中，我们可以将一部分精米或白面替换为糙米、全麦面粉或其他杂粮。在煮粥、蒸米饭或做馒头的时候，我们可以在其中添加粗粮、蔬菜等来丰富主食的营养，同时达到减糖的目的。

西兰花米糊

所需材料:

西兰花 30 克,大米、糯米各 50 克,核桃油适量。

制作步骤:

1. 大米和糯米泡 2 小时以上。

2. 把泡好的米倒入豆浆机中,打成米浆。

3. 把米浆倒入锅中煮至黏稠。

4. 将西兰花切成小朵,放入面粉水中清洗干净备用。

5. 锅中放入适量清水,水烧开后,放入西兰花煮熟并捞至冷水中降温,使其保持翠绿色。

6. 将西兰花用料理机打成细腻的糊状。

7. 最后将西兰花糊与米糊混合,滴入几滴核桃油,充分搅拌均匀即可食用。

适合年龄: 6 个月及以上,且对食材不过敏的儿童。

营养价值:

西兰花含有维生素 C、维生素 K、叶酸和钾等多种营养素,其中维生素 C 可以提高免疫力,维生素 K 可以促进骨骼健康发育,叶酸可以预防神经管缺陷,而钾则有助于

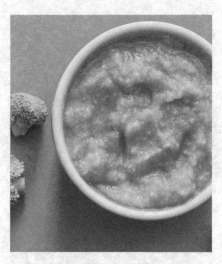

维持正常的心跳节奏。米是一种优质碳水化合物,是人体能量的重要来源。

此外,大米和糯米中还含有一些必需氨基酸、B 族维生素和矿物质,如铁、锌、镁等,这对维护人体健康有着重要的作用。

减糖小窍门

1 岁以内的宝宝辅食不需要添加糖和盐。宝宝在 6 个月时可以尝试添加辅食,辅食应该选择原料单一、易消化的食物,如米粉、蔬菜泥和水果泥,这样不仅有利于营养吸收,同时口味更容易被宝宝接受。等到宝宝满 1 岁时,可以逐渐添加一些含有天然糖分的食物,但仍须避免孩子摄入过多的糖分和盐分。

苹果米糊

所需材料：

苹果 30 克，高铁米粉 50 克，核桃油适量。

制作步骤：

1. 将苹果洗净，去皮、去芯，切块备用。

2. 将苹果块放入料理机中，搅打成细腻的苹果泥。

3. 取婴儿辅食碗，放入 15 克米糊，并添加 45 ~ 60 毫升温开水，搅拌均匀。

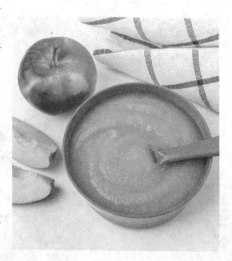

4. 取 2 ~ 3 勺苹果泥与米糊混合，滴入几滴核桃油，搅拌均匀即可食用。

适合年龄： 6 个月及以上，且对食材不过敏的儿童。

营养价值：

苹果含有丰富的维生素 C、膳食纤维和抗氧化物质。维生素 C 对免疫系统和胶原蛋白的形成非常重要，膳食纤维有助于促进消化和保持肠道健康，而抗氧化物质则有助于减少自由基对身体的损害。米粉是由大米磨碎制成的，它是一种优质的碳水化合物来源。米粉易于消化，并提供持久的能量。此外，米粉还富含 B 族维生素和矿物质，如铁、锌和镁。

减糖小窍门

儿童在 1 岁时可以逐渐添加一些水果泥到米糊中。苹果、梨、橙子和草莓是常见水果，受众广泛。这些水果含有天然甜味，适合作为宝宝辅食。在为儿童制作水果泥时，将水果搅打成泥状，然后与米糊混合。这样做既能为儿童提供额外营养，也能增加口味的变化。

给儿童添加辅食用的米糊可以自制，也可以购买成品米糊冲泡。在购买米糊时，建议了解配料表，优先选择含铁量高而且不含糖等添加剂的产品。

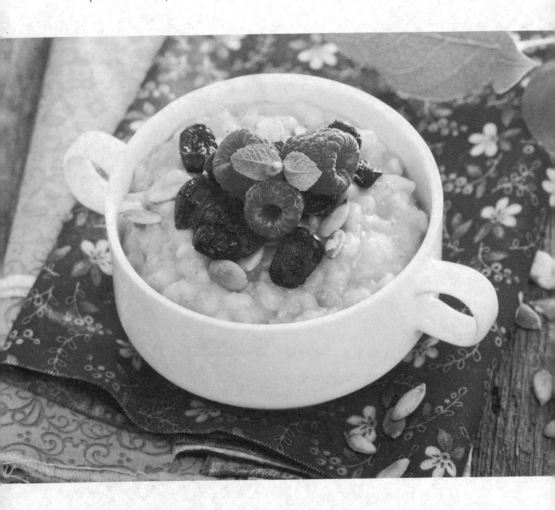

燕麦粥

所需材料：

大米、大麦、燕麦各 50 克，蔓越莓干、南瓜子、覆盆子各 10 克。

制作步骤：

1. 将大米、大麦和燕麦混合在一起，然后用清水淘洗一遍。

2. 将混合的谷物倒入煮锅中，加入 3 倍的清水。

3. 将锅调至中火，煮沸后转文火慢慢煮熟，其间要经常搅拌，避免粘锅底。

4 将粥煮至浓稠和柔软，大约需要 20 ~ 30 分钟。

5. 对于 1 岁以上的儿童可以根据个人口味加入适量的盐调味。

6. 将蔓越莓干、覆盆子、南瓜子仁点缀在粥上即可食用。

适合年龄： 8 个月及以上，且对食材不过敏的儿童。

营养价值：

燕麦粥含有丰富的碳水化合物和膳食纤维，能够为身体提供长效能量，并有助于控制血糖和胆固醇水平。同时，燕麦还富含 B 族维生素和多种矿物质，如铁、锌、镁等，这些都对儿童的健康成长至关重要。燕麦粥中亦含有蛋白质、脂肪以及维生素 E 等多种营养素，这些都对儿童的身体发育和免疫系统的强壮有着积极的影响。此外，燕麦粥中的 β－ 葡聚糖成分，更能够增强儿童的免疫力，提高身体的抵抗能力。

减糖小窍门

燕麦和大麦都是富含膳食纤维的优质谷物，属于低 GI（血糖指数）食物，它们被消化、吸收的过程较为缓慢，可以提供持久的能量，有利于儿童保持血糖水平的稳定。熬燕麦粥或是大麦粥时使用坚果或者水果代替糖调味，有利于减少糖分的摄入量。

苹果小米饭

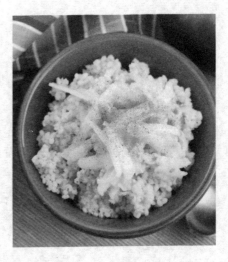

所需材料：

大米、小米各100克，苹果半个，肉桂粉适量。

制作步骤：

1. 将大米和小米混合在一起，淘洗干净，加入适量的清水，放入电饭煲中蒸熟。

2. 将苹果去皮、去核，切成条备用。

3. 蒸好的米饭取出，稍微晾凉，然后将苹果块均匀地铺在米饭上。

4. 将适量的肉桂粉撒在苹果小米饭的表面，搅拌均匀。

5. 再将米饭放回电饭煲中加热2分钟，使肉桂粉的香气渗透到饭里面。

6. 盛出即可食用。

适合年龄： 8个月及以上，且对食材不过敏的儿童。

营养价值：

苹果含有大量维生素C、膳食纤维和抗氧化物质，能够提高免疫力，促进肠道健康，减少自由基对身体的损害。小米是一种优质的碳水化合物来源，含有丰富的蛋白质、膳食纤维、B族维生素和矿物质，如镁、锌、铁、钙等。小米能够提供长效的能量，促进消化和吸收，增强体力和免疫力。

减糖小窍门

大米和小米都是碳水化合物的优质来源，能为孩子们提供稳定、持久的能量，满足他们成长和活动的需求。苹果的甜味和小米的香气为食品增添了口感和风味，有助于提高孩子们对食物的接受度和食欲的增进度。苹果小米饭是一道营养丰富、口感适宜的食品，非常有益于儿童的健康成长。但请注意，需要控制儿童的食用量，最好搭配蔬菜、肉类等其他食物一起食用。

香菇鸡肉粥

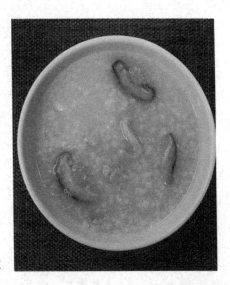

所需材料：

鸡肉 100 克，干香菇 3 ~ 4 朵，米 50 克，姜片 3 片，食盐适量。

制作步骤：

1. 将米洗净后放入电饭锅中，加入适量清水，浸泡半小时。

2. 将干香菇用温水泡发，泡软后切成丝备用。

3. 鸡肉切成小块备用。

4. 将姜片切成细丝备用。

5. 将电饭锅开启煮饭模式，等待水开后将鸡肉、香菇和姜丝加入电饭锅中。

6. 等待鸡肉和米熟透后，加入洗净后的红枣。

7. 关闭电饭锅的煮饭模式，开启保温模式，等待 20 ~ 30 分钟。

8. 最后根据个人口味加入适量的食盐调味即可。

适合年龄：8 个月及以上，且对食材不过敏的儿童。

营养价值：

香菇和鸡肉都是富含蛋白质和矿物质的食材，能够提供儿童所需的营养成分，对生长发育有很好的促进作用。香菇中含有多种生物活性物质，如多糖类和 β – 葡聚糖等，能够增强儿童的免疫力，预防感染感冒、流感等常见疾病。香菇和鸡肉都是易于消化的食材，制作成粥状，更容易被儿童的肠胃吸收、利用，有利于增强儿童的消化和吸收功能。

减糖小窍门

鸡肉和香菇都是低糖、低脂的食材，而且富含蛋白质和矿物质，在做粥的时候可以增加这两种食材的比例，减少其他高糖、高脂的配料，从而降低粥的糖分和热量。

🥣 腊八粥

所需材料：

红小豆、薏米、花生仁、糯米各 50 克，红枣 10 个。

制作步骤：

1. 将红小豆、薏米、花生仁、糯米分别洗净，加入适量的清水浸泡 3 ~ 4 小时，让它们变软。将干枣去核，切成小块备用。

2. 把浸泡好的红小豆、薏米、花生仁、糯米沥干水分，放入煮锅中，并加入 1500 毫升左右的清水和干枣块，用武火煮开。

3. 煮开后转文火慢慢熬煮，不断搅拌，防止煳锅底。1 ~ 2 个小时后，糯米、红豆、花生煮烂，粥变得浓稠后即可食用。

适合年龄： 8 个月及以上，且对食材不过敏的儿童。

营养价值：

腊八粥是一种营养丰富、易于消化的食品，适合儿童食用，能够增强免疫力，补充营养，促进消化，补充能量，对儿童的健康成长有很好的帮助。

红小豆、花生仁、红枣等食材都富含多种维生素、矿物质和抗氧化物质，能够增强儿童的免疫力，预防感染感冒、流感等常见疾病。薏米中含有丰富的蛋白质、膳食纤维和微量元素，可以补充儿童所需的营养成分，促进生长发育。

减糖小窍门

红枣本身具有一定的甜味，可以为粥增添自然的甜味，同时也提供了丰富的营养。传统的腊八粥制作过程中会加入一些冰糖，我们在为儿童做腊八粥时，可以适当多放一些红枣碎，以改善口感，从而达到减少或不放冰糖的目的。

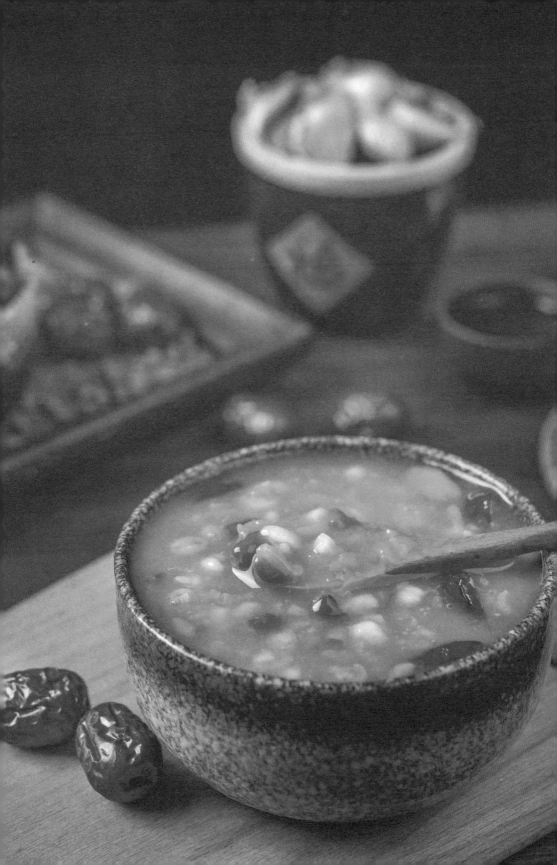

🥔 南瓜芋头煲

所需材料：

芋头 300 克，南瓜 300 克，椰浆 100 毫升，大蒜、食盐适量。

制作步骤：

1. 将芋头和南瓜清洗干净，去皮、去籽，切成块状备用。

2. 在不粘锅中烧热油，将芋头和南瓜放入锅中，煎至表面微黄，然后取出备用。

3. 在铸铁锅中加入椰浆，烧开后转文火煮 2 分钟，让其释出油脂。

4. 加入切碎的大蒜，文火煮香。

5. 将煎好的芋头和南瓜放回锅中，加入清水，重新烧开后，加盖转文火焖煮 10 分钟即可食用。

6. 1 岁以上的儿童可加少许盐。

适合年龄： 8 个月及以上，且对食材不过敏的儿童。

营养价值：

芋头和南瓜都富含膳食纤维、维生素和矿物质等营养元素，有助于提供身体所需的各种营养物质，同时也有助于控制血糖和促进消化。

减糖小窍门

用椰浆、南瓜和芋头制作的椰香南瓜芋头煲不需要额外加油和糖，可以利用椰浆中的天然油脂，同时南瓜芋头天然带有甜味。调味只用了少许盐，具有低脂、低糖、低钠的特点。

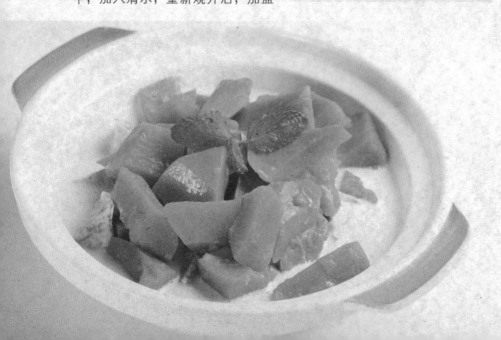

烤紫薯

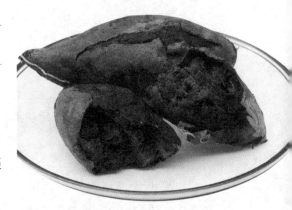

所需材料:

紫薯 150 克。

制作步骤:

1. 将烤箱预热至上下火 230 摄氏度。

2. 将紫薯洗净并沥干水分。

3. 将紫薯摆在烤架上。注意不要摆放过于密集，否则会影响烤制效果。

4. 将烤架放入预热好的烤箱中，以 230 摄氏度左右的温度烤制约 50 分钟，中途翻面，烤出来口感更加均匀。

5. 取出烤盘，稍微冷却后即可享用。

适合年龄: 8 个月及以上，且对食材不过敏的儿童。

营养价值:

紫薯含有丰富的膳食纤维、维生素 C、维生素 B_6、钾、锰和抗氧化物质等营养物质。适当食用一些紫薯对儿童的生长发育、免疫力增强和身体健康生长都非常有益。紫薯中的膳食纤维含量比较丰富，有助于维持消化系统的正常功能，预防便秘，并维持肠道健康。

另外，紫薯中的抗氧化物质，如花青素，具有很强的抗氧化作用，可以帮助中和自由基，减少细胞损伤，提高儿童的免疫力。

减糖小窍门

食用紫薯后可以适量减少米饭或面食的摄入量。紫薯属于淀粉类食物，它含有较高的膳食纤维和复合碳水化合物，相较于普通的米饭或面食，它的血糖指数较低，能够更好地维持稳定的血糖水平。适量减少米饭或面食的摄入，增加紫薯的摄入，有助于控制血糖，预防糖尿病和肥胖等疾病的发生。

🌾 南瓜炖饭

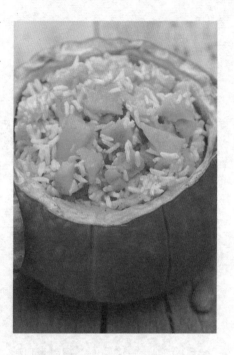

所需食材：

小金瓜1个，大米100克，菜籽油适量。

制作步骤：

1. 将小金瓜削去顶部，用勺子将内部的籽挖去，用刀将瓜肉切下，瓜壳备用。

2. 将大米淘洗干净，与切下来的南瓜肉块一同上锅蒸熟。

3. 将蒸好的南瓜饭放入小金瓜瓜壳中，再次上锅蒸10分钟即可食用。

适合年龄： 9个月及以上，且对食材不过敏的儿童。

营养价值：

南瓜炖饭中含有丰富的碳水化合物和膳食纤维，能够为人体提供能量，并促进肠道蠕动，有助于消化和排便。南瓜富含维生素 A、C、E、B_1、B_2 等多种维生素，同时含有钙、磷、铁、锌等多种矿物质。这些营养成分对于身体的生长发育、免疫功能增强、骨骼健康生长等起着重要的作用。

减糖小窍门

偶尔制作一些花样美食可以使孩子对进食更感兴趣，增加他们对食物的好奇心。

南瓜炖饭相比单一的米饭为主食来说，更有利于减糖。这是因为南瓜炖饭中含有大量的南瓜和其他蔬菜，而这些蔬菜含有丰富的膳食纤维，这些膳食纤维可以降低血糖反应，使血糖缓慢升高，从而帮助控制血糖。

🥬 紫米饭

所需材料：

紫米 200 克，水 400 毫升。

制作步骤：

1. 将紫米淘洗干净，加入适量清水浸泡 30 分钟以上，让米饭变得松软。

2. 把泡好的紫米连同泡米的水倒入电饭煲中进行煮饭。

3. 等到电饭煲自动跳到保温档，再等 10 ～ 15 分钟即可。

适合年龄：1 岁及以上，且对食材不过敏的儿童。

营养价值：

紫米中含有较丰富的碳水化合物、蛋白质、膳食纤维、维生素、矿物质如维生素 B 群（尤其是维生素 B_1 和维生素 B_2）、维生素 E、铁、锌等。这些营养物质在维持身体健康、增强免疫系统功能和促进细胞代谢方面起到重要作用。紫米富含抗氧化物质，如花青素。这些抗氧化物质有助于保护身体细胞免受自由基损伤，预防疾病的发生，保持健康。

减糖小窍门

搭配丰富的蔬菜和蛋白质食物一起食用紫米饭，可以平衡血糖反应。蔬菜和蛋白质有助于延缓糖分吸收并形成更长时间的饱腹感。

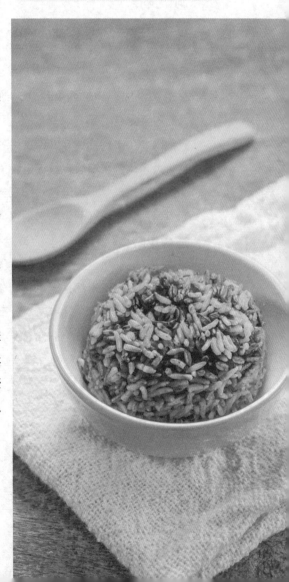

肉末南瓜玉米烩饭

所需食材：

猪肉末 50 克，南瓜 50 克，玉米粒 20 克，大米 50 克，圣女果 25 克，姜片、盐、食用油等调味品适量。

制作步骤：

1. 将南瓜洗净并切成片，玉米剥成玉米粒，圣女果洗净并对半切开备用。

2. 在锅中加入适量的食用油，放入瘦肉末翻炒至变色。

3. 加入 1 勺食用油、1 勺酱油和适量盐，继续翻炒均匀。

4. 将大米淘洗干净后，放入电饭煲中并加入适量的水。

5. 然后将南瓜片、玉米粒和豌豆分层铺在大米上。

6. 煮熟后，与炒好的瘦肉末混合拌匀，并加入圣女果，盛出即可。

适合年龄： 1 岁及以上，且对食材不过敏的儿童。

营养价值：

米饭、南瓜和玉米都是碳水化合物的良好来源，为人体提供能量。瘦肉末是本菜品的主要蛋白质来源，对于儿童的生长发育具有重要作用。

这道肉末南瓜玉米烩饭有肉有菜，营养丰富。其中含有丰富的维生素 A、C 和 B 族维生素，以及钾、镁、铁等矿物质，对于儿童的身体发育有重要意义。

减糖小窍门

在为孩子做饭时，可以减少米饭、面食等碳水化合物的分量，搭配多种多样的蔬菜和肉类，不仅可以使孩子摄入多种营养，还有助于维持稳定的血糖水平。

杏仁藜麦饭

所需食材：

藜麦、大米各100克，杏仁（熟）3颗。

制作步骤：

1. 将藜麦和大米洗净，沥干备用。

2. 将洗净的藜麦和大米放入电饭煲或炊具中，加入适量的水。通常来说，水的比例是1∶1.5（藜麦和大米的总重量与水的比例）。

3. 如果是电饭煲，选择煮饭模式，等待煮熟；如果是炊具，将火调到中文火，盖上锅盖，煮至水被完全吸收。

4. 关火后，让藜麦饭闷一会儿，5～10分钟，这样可以使蒸汽均匀分布，米饭更加松软。

5. 将熟杏仁放入捣蒜器中捣碎，装饰在藜麦饭上面即可食用。

适合年龄： 1岁及以上，且对食材不过敏的儿童。

营养价值：

藜麦富含膳食纤维，可以促进肠胃蠕动，缓解便秘问题。藜麦中含有丰富的蛋白质和氨基酸以及多种矿物质，如钙、铁、锌等，对于儿童的生长发育有着重要的作用。杏仁含有丰富的维生素E和不饱和脂肪酸，可以提高免疫力，预防感染疾病。

减糖小窍门

藜麦是一种低糖、高纤维的谷物，相比于传统的米饭或面食，它的升糖指数较低，有助于控制血糖。杏仁富含健康的不饱和脂肪酸，这些不饱和脂肪酸有助于调节血糖和胰岛素的释放，可以帮助稳定血糖。

单一食物无法完全实现减糖效果，儿童需要摄入多种均衡的营养食物，包括蔬菜、水果、全谷类食物和优质蛋白质。

杂蔬饭

所需材料：

大米 100 克，胡萝卜半根，花菜、甜玉米粒、豆角、青豆各 30 克，生抽、核桃油适量。

制作步骤：

1. 将胡萝卜去皮、洗净并切成丁；将豆角洗净、去筋并切段。

2. 将大米洗净，放入电饭锅，加入甜玉米粒、胡萝卜丁和适量水一同蒸熟。

3. 锅中放入适量水，烧开，放入花菜、豆角焯熟并沥干。

4. 待饭蒸熟，将花菜与豆角倒入一起混合，滴入少许核桃油即可食用。

5.1 岁以上的儿童食用时可适量添加盐和生抽调味。

适合年龄：1 岁及以上，且对食材不过敏的儿童。

营养价值：

每种蔬菜都含有不同种类的营养物质，包括维生素、矿物质、纤维素和植物化学物质，它们对维持人体健康具有重要作用。在儿童生

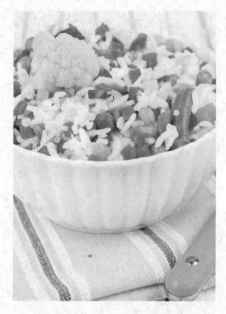

长发育阶段，饮食中摄入多种营养可以帮助维持身体各系统的健康，促进骨骼、神经和免疫系统的发育。

减糖小窍门

这道杂蔬儿童餐中包含多种蔬菜，可为人体提供丰富的碳水化合物、维生素及膳食纤维。使用蒸、焯的烹饪方法，不仅能最大限度地保留食物的营养，同时有利于儿童养成清淡的饮食习惯。

紫菜饭团

所需材料：

大米 100 克，糯米 20 克，金枪鱼罐头 50 克，寿司海苔 2 张，柠檬半个。

制作步骤：

1. 将大米和糯米混合淘洗干净，放入电饭锅，加入适量的水蒸熟，稍微晾凉备用。

2. 将金枪鱼罐头沥干水分，放入碗中，挤入柠檬汁提升口感。

3. 取出米饭，用湿润的手将其揉成饭团状。可以在手上涂抹一些盐水，这样可以防止粘手。

4. 取一张寿司海苔，将其放在一个平坦的工作台上。将揉好的大米均匀地铺在寿司海苔上，留出一些空白的边缘。

5. 在大米上均匀地铺上金枪鱼罐头。也可以根据孩子口味，添加一些黄瓜丁等配菜。

6. 用紫菜包饭塑形即可食用。

适合年龄： 1 岁及以上，且对食材不过敏的儿童。

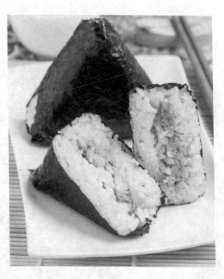

营养价值：

金枪鱼和紫菜都是非常健康的食材，金枪鱼含有蛋白质、不饱和脂肪酸、微量元素等多种营养物质，有助于补充生长发育所需的营养和能量，儿童可以适量吃一些。紫菜是一种低卡路里、高营养价值的海藻，富含维生素和矿物质，如碘、铁、钙和镁等。此外，紫菜中还含有一些多糖类物质，可以增强免疫力和促进消化。

减糖小窍门

成品金枪鱼罐头本身会添加一些调味料，因此在制作紫菜包饭时，一般不需要额外添加调味料。

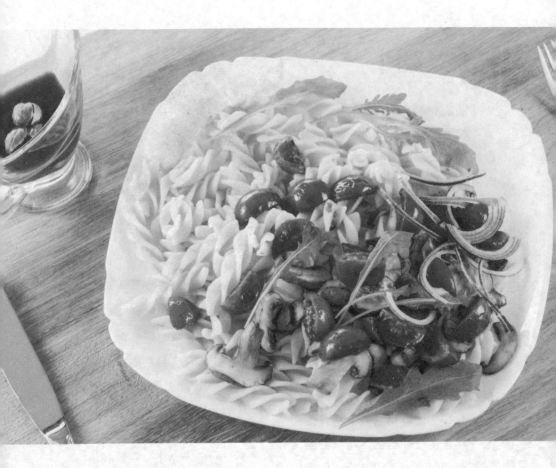

鲜蔬意面

所需材料：

螺丝意面80克，去核黑橄榄罐头10克，圣女果2～3个，芝麻菜适量，橄榄油5克，盐、干酪、大蒜、干燥百里香适量。

制作步骤：

1. 将圣女果洗净、切块；将蒜瓣切末备用；将芝麻菜洗净，切段备用。

2. 将锅内加水煮沸，加入适量盐和螺丝意面，根据包装上的指示时间煮至螺丝意面略带嚼劲的状态，然后捞出备用。

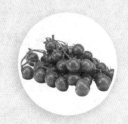

3. 另取一个平底锅，倒入橄榄油，加热后放入切碎的大蒜和少许干酪，煸炒出香味。

4. 加入黑橄榄罐头和圣女果块，继续翻炒至圣女果略微变软。

5. 将煮熟的螺丝意面倒入平底锅中，和炒好的食材充分拌匀。

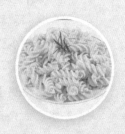

6. 加入切成段的芝麻菜，再依口味撒上适量的盐和干燥百里香，继续翻炒均匀即可。

适合年龄： 1 岁及以上，且对食材不过敏的儿童。

营养价值：

我们平时所食用的普通面条多数是由经过精加工的小麦制成的，其纤维含量相对较低，而在加工过程中，小麦中的 70% 以上的维生素和矿物质也会丢失。相比之下，意大利面采用的是杜兰小麦，其中蛋白质和纤维含量都较高，同时也具有更强的饱腹感。因此，从营养角度来看，意大利面要优于普通面条，其含有更多的蛋白质和纤维，对保持健康更有益。

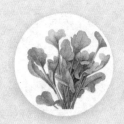

减糖小窍门

鲜蔬意面的烹饪时间短，制作简单方便，适合忙碌的家庭。鲜蔬意面的碳水化合物含量较高，在煮制过程中可以搭配蔬菜和蛋类一起食用，可以帮助控制血糖。

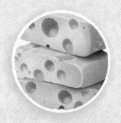

🍜 鸡丝蛋面

所需材料:

面条 100 克,鸡胸肉 100 克,鸡蛋 1 个,柠檬 1/4 个,小葱、盐、食用油适量。

制作步骤:

1. 将鸡胸肉洗净切成丝,加入柠檬汁、少许盐,搅拌均匀,腌制 5 分钟。

2. 将鸡蛋放入锅中,加入足够的水,武火煮开后改文火继续煮 8 分钟,然后捞出放冰水中浸泡,去壳备用。

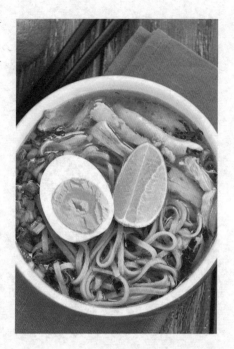

3. 烧开一锅水,将面条放入煮熟,捞出、沥干备用。

4. 热锅冷油,将小葱爆香,加入腌制好的鸡丝翻炒 3 分钟左右,至鸡肉变色,加适量清水和调味料调汤汁。

5. 将煮好的面条放在碗中,倒入炒好的鸡丝和汤汁,再把煮好的鸡蛋切成两半放在面上即可。

适合年龄: 1 岁及以上,且对食材不过敏的儿童。

营养价值:

鸡肉是优质蛋白质的来源之一,有助于维持身体健康和促进生长发育。鸡丝更易于消化、吸收。鸡肉含有多种维生素和矿物质,如 B 族维生素、铁、锌等。这些营养素对于儿童的生长发育、免疫力提升和身体健康至关重要。

减糖小窍门

传统的鸡丝蛋面调味料中可能含有糖分,例如生抽、鸡精等。我们可以采用天然食材调味,例如柠檬、葱花等。

西葫芦鸡蛋茴香煎饼

所需材料：

面粉120克，鸡蛋2个，西葫芦1根，盐2克，食用油5克。

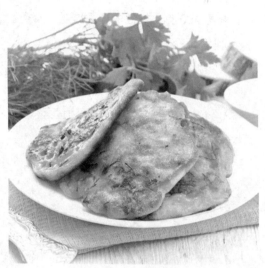

制作步骤：

1. 将西葫芦切成丝，放入盐腌制。

2. 将鸡蛋打散成蛋液。

3. 将西葫芦丝、蛋液进行混合后放入面粉，加适量水搅拌成面糊。

4. 将茴香切成丝，加入面糊中继续拌匀。

5. 在平底锅中倒入食用油，烧热后将面糊舀入锅中，用铲子压扁，煎至两面金黄即可食用。

适合年龄：1岁及以上，且对食材不过敏的儿童。

营养价值：

西葫芦鸡蛋茴香煎饼富含多种营养物质，如蛋白质、维生素、矿物质和纤维等，是一道营养均衡的菜品，适合作为儿童的早餐或者加餐食用。

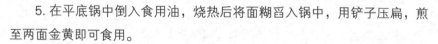

相比于直接用面粉做的烙饼，放入西葫芦和鸡蛋，有助于减少碳水化合物的摄入，有利于控制血糖。茴香是一种香料植物，它的叶片和果实都有独特的香气。将茴香的嫩叶洗净后切碎，加到做煎饼的面糊中，可以增添清香的味道，有助于增加食欲。

紫薯山药糕

所需材料：

紫薯 200 克，铁棍山药 200 克，食用油。

制作步骤：

1. 将紫薯和山药分别洗净并削皮，切成小块。

2. 将紫薯和山药块放入蒸锅中蒸至软烂，这一步大约需要 30 分钟。

3. 将蒸熟的紫薯和山药分别放入大碗中，用勺子或者刮板将其捣成泥状。

4. 将紫薯泥和山药泥分别搓成 15 克大小的球状（具体根据模具的大小而定）。

5. 取一个模具，薄薄地涂抹一层植物油，放入紫薯球和山药球，轻轻按压并脱模成型。

6. 可依个人口味加入少许蜂蜜和干桂花即可食用。

适合年龄： 1 岁及以上，且对食材不过敏的儿童。

营养价值：

紫薯富含膳食纤维、维生素 C、维生素 E、β－胡萝卜素等多种营养成分。它还含有丰富的花青素（一种天然的抗氧化剂），可以保护身体细胞免受自由基损伤。山药含有多种营养物质，如膳食纤维、维生素 B 族、维生素 C、铁、钙等。它还含有黏液蛋白，有助于保护肠道黏膜，维持肠道健康。

减糖小窍门

紫薯和山药都是根茎类蔬菜，它们含有较高的碳水化合物和膳食纤维。将部分精米白面替换为紫薯和山药是一个不错的选择，因为它们相对更富含营养，并且提供了更多的膳食纤维。紫薯自带香甜的口感，因此这道糕点不需要加太多的糖，很适合儿童食用。

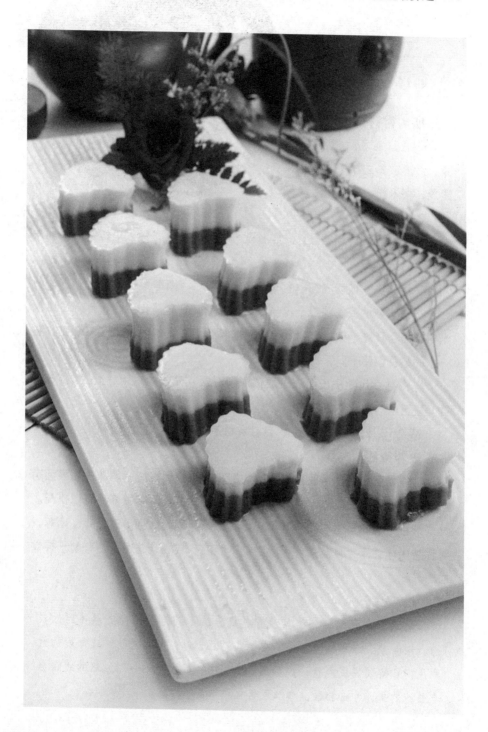

黏豆包

所需材料：

红豆、芸豆、黑豆、绿豆、红枣、新鲜栗子仁、核桃仁适量，糯米粉、零卡糖适量。

制作步骤：

1. 将红豆、芸豆、黑豆、绿豆洗净并浸泡一晚，放入电饭锅中，加入适量水后蒸熟。

2. 将红枣去核切成细小的碎块；将核桃仁、新鲜栗子仁切成丁。

3. 将煮熟的豆类晾凉，再与红枣、核桃仁、栗子仁混合，拌入适量糯米粉、面粉及零卡糖，直到所有食材能糅合成较紧的团，团成 100 克左右一个的黏豆包团子。

4. 将黏豆包团子表面裹一层糯米粉，放入蒸锅中，用旺火蒸约 25 分钟，直至所有食材熟烂即可。

适合年龄： 1 岁及以上，且对食材不过敏的儿童。

营养价值：

制作黏豆包所使用的具体杂粮比例和种类会因地域、风味等因素而有所不同，如小麦、玉米、黄米、黑米、红豆、绿豆、花生等都可以搭配。这些杂粮中含有丰富的膳食纤维和多种微量元素，如钾、镁、锌、硒等，对保持人体健康十分有益，可以增加饱腹感，减缓升糖速度，有利于控制血糖。

减糖小窍门

红枣富含天然糖分和其他营养成分，可以为黏豆包提供香甜的口感，同时减少添加糖分的量。在制作黏豆包时，可以将新鲜或干燥的红枣果肉切碎或捣成泥状，添加到豆沙馅中一起搅拌均匀。红枣的甜味会与豆沙的味道和谐相融，增加了甜味和丰富了口感。

第五章

科学地吃鱼和肉，
有利于孩子发育

　　鱼类和肉类是蛋白质和其他重要营养素的主要来源。在制作过程中，采用蒸、煮、煎等清淡的烹饪方法较为适合孩子食用，因为简单的烹制方法可以保留食材的原有味道，让孩子享受原汁原味的、健康的鱼、肉食品。同时，还可以根据孩子的口味喜好添加些许调味料，如盐、胡椒粉、酱油等，但也要适当控制用量，特别是不宜添加过多的糖分。

猪肝粥

所需材料:

大米 50 克,猪肝 30 克,柠檬半个,姜、葱、盐适量。

制作步骤:

1. 将姜洗净并切片;将葱切成葱花;将柠檬挤出柠檬汁备用。

2. 将猪肝洗净并切成薄片,用姜片和柠檬汁腌制 10 分钟。

3. 大米洗净后放入锅中,以中火煮开。

4. 煮开后转文火继续煮,熬成浓稠的粥,其间要经常搅拌,避免粘锅底。

5. 另起一口锅,加入适量的食用油,将腌制好的猪肝煎至变色即可。

6. 将煎好的猪肝片加入粥锅中,继续煮一会儿,让猪肝入味。

7. 关火前,加入适量的盐调味,撒上一些切碎的青葱即可食用。

适合年龄: 1 岁及以上,且对食材不过敏的儿童。

营养价值:

宝宝 6 个月后可以适量食用猪

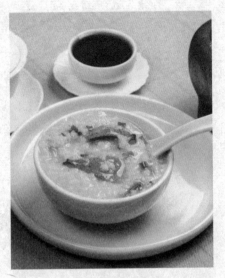

肝,可以从猪肝粉或猪肝末开始尝试。宝宝长到 1 岁后,随着咀嚼能力的提升,可以食用猪肝片。

猪肝含有丰富的微量元素如维生素 A、维生素 B_2、维生素 B_{12}、铁、锌等,不仅有利于儿童的身体发育,而且有助于预防缺铁性贫血的发生。

减糖小窍门

猪肝的蛋白质含量较为丰富,蛋白质对于提供能量、维持饱腹感、支持肌肉生长和修复非常重要。适量摄入蛋白质可以帮助控制食欲,同时有助于减糖。

牡蛎粥

所需材料：

新鲜牡蛎 1 只，大米 50 克，姜、葱花、盐适量。

制作步骤：

1. 将大米用清水冲洗数次，直至水变清。此做法有助于去除多余的淀粉。

2. 将洗净的大米和清水放入煮锅中，将火调至中文火。煮沸后转至文火煮 20 ~ 25 分钟，直到米变得松软且粥浓稠。

3. 将牡蛎洗净并切成片，用姜丝腌制 10 分钟去腥。

4. 在粥煮熟之前的最后几分钟，将切好的牡蛎加入锅中，继续煮熟。

5. 关火后，让粥稍微冷却即可食用。

适合年龄： 1 岁及以上，且对食材不过敏的儿童。

营养价值：

牡蛎富含锌元素和其他营养成分。适量食用牡蛎有助于增强儿童的免疫系统功能和提高身体抵抗力。牡蛎中的 ω-3 脂肪酸可以帮

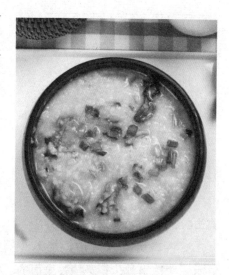

助降低儿童的胆固醇，有益于维持心血管健康。

儿童在食用牡蛎的时候需要注意食用量，并且选择来源可靠的新鲜、干净的牡蛎。

减糖小窍门

儿童食用牡蛎粥有利于减糖，因为牡蛎的低糖低脂、高蛋白质、低卡路里以及高膳食纤维等特性可以帮助控制糖分摄入量，增加饱腹感，为儿童的成长提供丰富的营养。

🥬 肉末蒸蛋

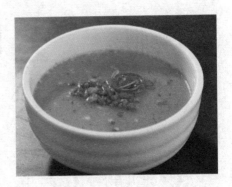

所需材料：

鸡蛋 2 个，肉末 20 克，香油、生粉、生抽、盐、葱适量。

制作步骤：

1. 将葱和姜切成末备用。

2. 将猪肉末放入碗中，加入适量生粉、生抽、盐，抓拌均匀。

3. 将鸡蛋打入碗中，加入少许水，搅打均匀，轻轻拍去表面的气泡。

4. 将肉末均匀铺在蛋液上。

5. 在蒸锅中加水并烧开，将装有鸡蛋液和肉末的蒸碗放入蒸锅中，盖上锅盖，用中火蒸 10 ~ 15 分钟，或直到蒸熟。

6. 将蒸好的肉末蒸蛋取出，撒上少许葱末作为装饰，滴入适量香油即可。

适合年龄： 7 个月及以上，且对食材不过敏的儿童。

营养价值：

肉末蒸蛋中的鸡蛋富含优质蛋白质、维生素和矿物质，对孩子的生长发育非常有益。此外，猪肉末提供了丰富的蛋白质和铁元素，有助于增强孩子的体力和免疫力。

为了让肉末蒸蛋更适合孩子食用，可以根据孩子的口味和年龄做一些调整。例如，可以适量减少盐的用量，或者在蛋液中加入少量鲜奶来增加口感和丰富营养。

减糖小窍门

肉末和蛋都是优质的蛋白质来源。蛋白质在饮食中起着重要的作用，它可以增加饱腹感并帮助控制血糖。相比于高糖、高脂的食物，适量摄入蛋白质可以形成更长时间的饱腹感，减少对高糖零食的摄入量。

蒸蛋是一种健康的烹饪方式，相比于油炸或加糖的食物，蒸蛋不会增加额外的糖分和脂肪。选择瘦肉和蛋清蒸的制作方式则可以进一步降低脂肪含量和减少高糖、高脂食物的摄入量。

猪血猪肚汤

所需材料：

猪血、猪肚各 200 克，姜、大葱、食用油、胡椒粉、盐适量。

制作步骤：

1. 将猪血和猪肚分别清洗干净，将猪血切成块状，将猪肚切成条；生菜洗净并撕成小块；姜去皮、切片；葱洗净，切成葱段。

2. 锅中加入适量的水，煮沸后将猪血和猪肚放入锅中焯水，煮至其变色、变软后捞出备用。

3. 热锅冷油，将姜片和葱段放入锅中，煸炒出香味后注入清水，加入煮猪血和猪肚的汤汁，烧开后放入猪血块和猪肚片。

4. 加入适量盐、胡椒粉，继续煮沸后转文火再煮 15 ~ 20 分钟。

5. 加入生菜，再煮 2 分钟，撒上一些葱花点缀即可。

适合年龄： 8 个月及以上，且对食材不过敏的儿童。

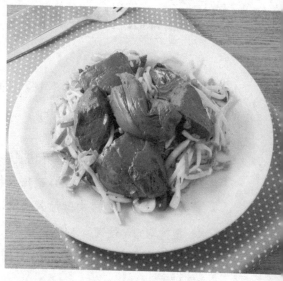

营养价值：

猪血猪肚汤富含蛋白质，而蛋白质是构建身体组织和细胞所必需的营养物质，对于儿童的肌肉、骨骼和器官发育非常重要。

减糖小窍门

这道猪血猪肚汤做法简单，不需要添加很多调味料，只需要加一些葱、姜去腥即可，清淡且有营养。

香菇猪肉丸子汤

所需材料：

猪瘦肉 150 克，干香菇 1 朵，荸荠 2 个，鸡蛋 1 个，葱、姜适量，盐、生抽、食用油少许。

制作步骤：

1. 将干香菇泡发，洗净并切成香菇碎；将荸荠去皮、剁碎；将葱洗净并切成葱花；姜切丝放入 20 毫升水中浸泡备用。

2. 将猪瘦肉剁成肉糜放入碗里，并加入适量盐、生抽、葱花、生姜水，搅拌均匀，使肉糜入味。

3. 将香菇碎和荸荠碎加到肉糜中，打入 1 个鸡蛋清，搅拌均匀至肉糜变得黏稠。

4. 取适量肉糜搓成肉丸子。

5. 在锅中加入适量水烧至 90 摄氏度左右调成文火，下入肉丸，待肉丸子煮至定型，将火调大煮至丸子浮起且熟透，撒少许葱花调味即可食用。

适合年龄： 8 个月及以上，且对食材不过敏的儿童。

营养价值：

猪肉是优质蛋白质的来源之一，能够提供必需的氨基酸，能支持儿童身体的生长发育。同时，猪肉中还含有铁、锌等矿物质，能够提高儿童的免疫力和智力。

香菇中含有一种称为"谷氨酸"的天然氨基酸，它是一种味觉增强剂，能够提升食物的鲜味和香气。当我们闻到香菇的香气时，大脑会释放多巴胺等神经递质，产生愉悦感，有利于提升食欲。

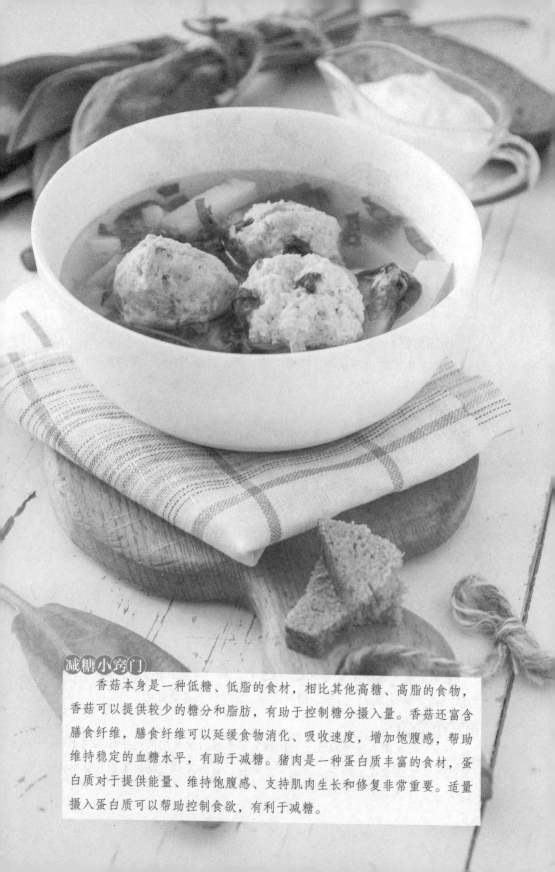

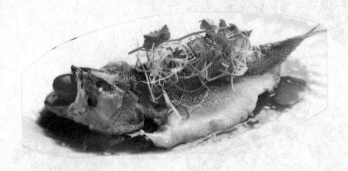

清蒸鲈鱼

所需材料：

鲈鱼1条（约500克），柠檬1个，姜、大葱、食盐、蒸鱼豉油、食用油适量。

制作步骤：

1. 将鲈鱼洗净，去鳞和清除内脏，用刀在鱼身两面各划几刀，以便入味。将姜、大葱切成丝备用。

2. 将鲈鱼放入盘中，撒上适量的盐，挤入柠檬汁，用手轻轻搓揉鲈鱼表面，使其均匀入味。然后再将姜丝和葱丝放在鲈鱼的体腔内。

3. 蒸锅中加水，加热至水烧开。将腌制好的鲈鱼淋上少许蒸鱼豉油，和鱼盘一起放入蒸锅中，蒸8～10分钟（时间根据鱼的大小而定），直到鱼肉变白熟透。

4. 鱼身铺上葱丝，将少许油烧热后淋在蒸好的鲈鱼表面即可。

适合年龄： 8个月及以上，且对食材不过敏的儿童。

营养价值：

鲈鱼含有丰富的优质蛋白质、维生素、钙、锌等营养物质，而且其蛋白质比较容易被消化、吸收，刺也较少，非常适合儿童食用。

减糖小窍门

清蒸的烹调方法可以最大限度地保留食材的营养物质，并且相对于其他烹调方法来说，不需要添加大量的盐、糖等调料，减少了糖、盐的摄入量。

丝瓜鱼丸汤

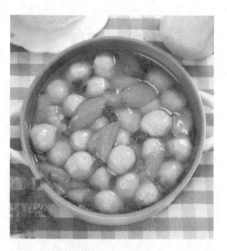

所需材料：

丝瓜 300 克，草鱼 1 条，鸡蛋 1 个，面糊、淀粉、盐、葱花、蒜末适量。

制作步骤：

1. 将草鱼的鱼身取出，去鳞、去骨、去皮，只留下鱼肉。将鱼肉剁成泥状。

2. 在鱼肉泥中加入适量的淀粉、鸡蛋、盐，搅拌均匀。

3. 将面糊打发至起泡，这样鱼丸会更加松软。

4. 将打发后的面糊倒入鱼肉泥中，搅拌均匀直至变成鱼糜。

5. 将搅拌好的鱼糜用手搓成适当大小的鱼丸，放在碗中。

6. 在锅中倒入适量的清水，烧开后放入鱼丸煮熟，待鱼丸浮起来即可捞出。

7. 将丝瓜洗净，去皮切成滚刀块。

8. 热锅起油，爆香蒜末，放入丝瓜块翻炒略微变软，倒入鱼丸汤一同煮开，撒上葱花即可食用。

适合年龄： 8 个月及以上，且对食材不过敏的儿童。

营养价值：

丝瓜含有多种维生素和矿物质，如维生素 C、维生素 E、钾、镁等，而鱼肉则富含优质蛋白质和 ω-3 脂肪酸等营养成分。吃丝瓜鱼丸汤可以提供儿童所需的营养成分，促进其健康地生长发育。

减糖小窍门

我们在做这道菜时，尽量选择新鲜的丝瓜和鱼肉，因为新鲜食材本身的味道更加鲜美。对于儿童来说，培养他们对食材本身的味道的喜爱有着很重要的意义。选择简单的烹调方式，如清炖或者煮熟，也有助于保留食材的原始味道。

芥菜牛丸汤

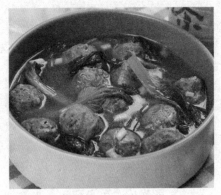

所需材料:

牛里脊肉300克,芥菜100克,香葱、盐、生抽、姜、蒜适量。

制作步骤:

1. 将新鲜的牛肉用料理机搅打成泥状,可以在肉馅中加入适量的冰块一同搅打,使得牛肉丸不会柴,更有弹性。

2. 在肉馅中加入适量盐、生抽、食用油,拌匀。

3. 将芥菜洗净,切成适当大小的段或片;将姜、蒜、葱分别洗净、切末备用。

4. 锅中放入适量的油,倒入姜、蒜爆香,将高汤或清汤倒入锅中,用中火煮沸。

5. 戴上一次性手套,抓取适量的肉泥,用虎口挤成小丸子状放入汤中,继续用中火煮沸。

6. 将芥菜放入汤中,继续煮沸,加适量盐调味。

7. 继续煮沸汤,直到牛肉丸熟透,芥菜变软烂即可食用。

适合年龄: 10个月及以上,且对食材不过敏的儿童。

营养价值:

芥菜含有多种维生素和矿物质,如维生素C、维生素K、钙、钾等,而牛肉则富含优质蛋白质和多种营养成分,可以为儿童提供丰富的营养。芥菜中富含的维生素C等抗氧化物质有助于增强儿童的免疫力,预防感染疾病。牛肉中的锌和铁等营养成分也对免疫系统功能的提升有一定的帮助。

减糖小窍门

牛肉丸的味道较为鲜美,对于儿童来说,更容易咀嚼和消化。多样的食物选择可以帮助儿童培养他们的味觉,使他们接触到不同的口味和食材。这有助于扩展他们的饮食选择,提供更多种类的营养物质,并促进他们对不同食物的接受度。

黄瓜虾仁

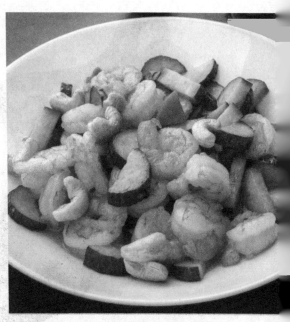

所需材料：

鲜虾仁 150 克，黄瓜 1 根，柠檬 1 个，生抽、姜、蒜、盐适量。

制作步骤：

1.将黄瓜洗净、切片；将柠檬挤出柠檬汁；将姜、蒜切末备用。

2.将柠檬汁挤入鲜虾仁中腌制 10 分钟。

3.将黄瓜洗净并切成较厚的块状。

4.热锅冷油，放入姜、蒜末爆香。

5.加入虾仁翻炒至变色。

6.加入黄瓜快速翻炒，加少许盐调味即可。

适合年龄： 8 个月及以上，且对食材不过敏的儿童。

营养价值：

黄瓜和虾肉都是营养丰富的食物。黄瓜富含维生素 C、维生素 K、膳食纤维等营养物质，而虾肉含有优质蛋白质、ω-3 脂肪酸、矿物质等营养物质。吃黄瓜炒虾仁可以为儿童提供多种营养成分，促进其健康地生长发育。

黄瓜中含丰富的维生素 C，有助于增强儿童的免疫力，预防感染疾病。虾肉中的锌和抗氧化物质也对免疫系统功能的提升有一定的帮助。

减糖小窍门

黄瓜吃起来脆爽多汁，将黄瓜和虾仁搭配食用，不仅可以增加口感和食欲，还可以提供丰富的蛋白质和纤维素等营养成分，补充身体所需的能量和养分。此外，黄瓜还含有一些天然的糖分，但糖含量较低，可以在保证身体正常代谢的前提下，为身体提供一定的糖分。

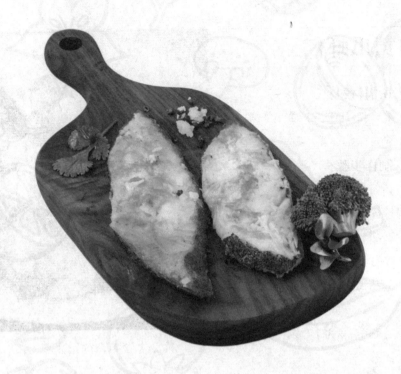

🌿 香煎鳕鱼块

所需材料：

鳕鱼块 200 克，面粉适量，柠檬半个，橄榄油、盐适量。

制作步骤：

1. 将鳕鱼块洗净并用厨房纸巾吸干水分，然后用盐和柠檬汁均匀地撒在鱼块的两面上。

2. 在一个浅盘中放入适量的面粉，并将鳕鱼块轻轻地在面粉中滚一下，使其均匀裹上薄薄一层面粉。

3. 在平底锅中倒入适量食用油，加热至中高温度。

4. 将鳕鱼块放入锅中，煎 2 ~ 3 分钟或直到表面变金黄色。然后使用铲子或夹子将鱼块翻转，继续煎另一面，煎约 2 ~ 3 分钟，直到鱼肉变白且易碎。

5. 将煎好的鳕鱼块取出并沥干多余的油，可以用厨房纸巾轻轻拍干。

6. 把香煎的鳕鱼块装盘，配上洋兰花作为装饰。建议搭配蔬菜或配料一起食用。

适合年龄： 1 岁及以上，且对食材不过敏的儿童。

营养价值：

鳕鱼含有多种营养成分，如钾、磷、镁、维生素 B_{12}、维生素 D 等。这些营养成分有助于骨骼的形成和维护，维持心脏健康，增强免疫系统功能，并促进神经系统的正常运作。相比其他肉类，鳕鱼的脂肪含量较低。这使得鳕鱼成为一种有助于维持健康体重的选择。此外，鳕鱼可以让儿童获得所需营养物质的同时还能保证不过度摄入脂肪。

减糖小窍门

鳕鱼肉质细嫩，含有较低的脂肪和糖分。相比其他肉类，鳕鱼块的热量和糖分含量相对较低，适合控制糖分的摄入量。

在鳕鱼的烹制过程中，对于 1 岁以内的宝宝，肠胃发育还未成熟，可以用柠檬汁帮助去腥。对于大一些的宝宝，可以使用葱、姜等天然调味料去腥、提味。

白萝卜炖排骨

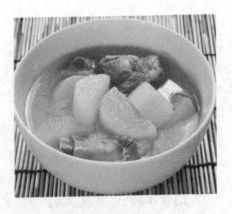

所需材料：

猪排骨约500克，白萝卜约300克，大葱、姜、盐适量。

制作步骤：

1. 将白萝卜去皮，切成块；将大葱洗净、切段；将姜洗净，切片备用。

2. 将排骨冷水下锅，放入葱段、姜片，武火烧开后捞出，沥干水分备用。

3. 冷过热油，将姜片、大葱爆香。

4. 放入排骨煸炒至表面变色，加入适量生抽继续翻炒。

5. 加入白萝卜块，倒入适量清水，水的高度以刚好没过食材为宜。

6. 加盖后开武火烧开，撇去浮沫后改文火慢慢炖煮。

7. 炖煮约40分钟，直到白萝卜和排骨都变得软烂即可。

8. 加入适量盐调味，撒上葱花即可出锅。

适合年龄： 1岁及以上，且对食材不过敏的儿童。

营养价值：

排骨炖萝卜是一道非常适合儿童食用的菜品。其中的猪排骨含有优质蛋白质，而白萝卜则含有丰富的维生素C、纤维素和多种矿物质，如钙、钾等。这些都对儿童的生长发育和免疫系统健康有很大的帮助。

减糖小窍门

萝卜是一种富含纤维素的蔬菜，可以促进肠胃蠕动，帮助消化和排泄，有利于控制儿童的血糖。排骨虽然含有一定的脂肪，但只要控制好摄入量，也是一种营养丰富的低糖、低脂的食物。同时，由于炖的过程中脂肪会被溶解掉，所以炖排骨相对于其他烹饪方式更为健康。

土豆彩椒炖牛肉

所需材料：

牛肉约500克，土豆约500克，彩椒100克，姜片、蒜瓣、盐、生抽、红枣、八角、桂皮适量。

制作步骤：

1. 将牛肉切成块，焯水后捞出，沥干水分备用。

2. 彩椒洗净，切成块；蒜瓣切成块备用。

3. 冷锅热油，将姜片、蒜瓣煸炒至香味散发。

4. 放入牛肉煸炒至表面变色，加入适量生抽继续翻炒。

5. 加入适量清水，水的高度以刚好没过食材为宜。加入红枣、八角和桂皮，武火烧开后改文火慢慢炖煮。

6. 炖煮约30分钟，加入土豆块继续炖煮至土豆和牛肉都变得软烂即可。

7. 加入适量盐调味即可出锅。

适合年龄： 8个月及以上，且对食材不过敏的儿童。

营养价值：

土豆彩椒炖牛肉是一道营养均衡的菜品，其中包含多种营养素，如蛋白质、碳水化合物、脂肪、维生素和矿物质等。

土豆和彩椒中含有多种矿物质，如钾、镁、铁和锌等，这些矿物质对于维持身体正常代谢和健康非常重要。牛肉中也含有丰富的铁元素，这种元素对于身体的血红蛋白合成非常关键。

减糖小窍门

牛肉富含蛋白质和脂肪，可以提供长效能量，有助于增强饱腹感。相比于高糖分食物，牛肉是更为健康的选择。

炖牛肉时使用冰糖炒糖色是一种传统的做法，可以赋予菜肴颜色和香甜味道。为了减少菜肴的含糖量，我们可以选择放入适量红枣或水果来提供天然的甜味。红枣富含天然果糖，可为菜肴增加甜味，同时提供一些额外的营养成分。

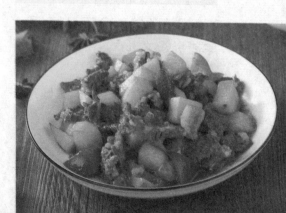

土豆炖排骨

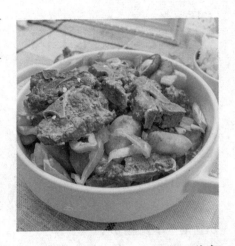

所需材料:

猪排骨 300 克,土豆 200 克,青椒、香菇少许,油、盐、生抽、八角适量。

制作步骤:

1. 猪排骨洗净,斩成小块,放入锅中加水煮沸,捞出后用清水冲洗干净备用。

2. 土豆去皮,切块备用。

3. 热锅冷油,倒入姜片和蒜瓣,煸炒出香味。

4. 加入猪排骨翻炒至表面变色。

5. 倒入适量的清水,加入香菇和适量食盐,烧开后改文火炖煮约 20 分钟,待猪排骨煮至七至八分熟时加入土豆块。

6. 将青椒切成丝,放入锅中,再加入生抽,继续炖煮 10 分钟左右,至土豆煮熟即可。

适合年龄: 1 岁及以上,且对食材不过敏的儿童。

营养价值:

这道土豆炖排骨是一道既美味又营养丰富的菜品,适合作为一道均衡饮食中的主菜。土豆是一种富含碳水化合物的食物,其中淀粉是碳水化合物的主要成分。适量摄入碳水化合物可以为儿童提供能量,并维持身体的正常代谢。排骨是一种富含蛋白质的食材,每 100 克排骨中含有大约 20 克的蛋白质,可以提供身体所需的氨基酸。同时,土豆也含有适量的蛋白质。

减糖小窍门

排骨是大家比较喜欢的食物。在选购排骨时,可以选择肥肉较少的部位,比如猪后排,因为后排部位的瘦肉比较多、脂肪比较少。偏瘦的后排猪肉,肉质也更紧实一些,吃起来会比较有嚼劲。因为这道菜品中有土豆,所以可以适当减少主食的食用量。

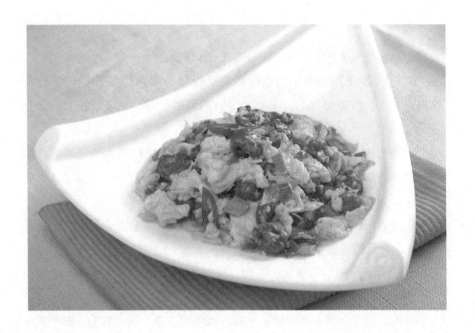

牛肉滑蛋

所需材料：

牛里脊肉 300 克，鸡蛋 1 个，盐、生抽、胡椒粉、淀粉、食用油、辣椒、葱花适量。

制作步骤：

1. 将牛肉切成薄片，放入清水中清洗几次。

2. 在牛肉片中加入适量的盐、生抽、胡椒粉、淀粉和适量水，搅拌均匀后加入少许食用油，再次拌匀，腌制大约 30 分钟。

3. 将鸡蛋打入另一个容器中，加入适量的盐和胡椒粉，搅拌均匀后加入少量水淀粉（约小半杯），再次搅拌均匀备用。

4. 在平底锅中加入适量的食用油，加热至微沸，然后将火关掉，等待约 2 分钟，让油温降低。

5. 将腌制好的牛肉片倒入锅中，开文火，不翻动，直至牛肉煎至两面金黄，然后关火等待 2 分钟，让油温进一步降低。

6. 将鸡蛋液倒入锅中，迅速用锅铲推动，使鸡蛋液在锅内流动，覆盖牛肉片。重复此动作，直到大部分鸡蛋液凝固，这个过程大约需要20秒。

7. 鸡蛋液煎至七八成熟时关火，让余热继续烘熟剩余的鸡蛋液。此时，撒上葱花，用锅铲帮助将底部未凝固的蛋液推向边缘，以便让其继续煎至全熟。

8. 最后根据个人口味添加适量的鸡精，用锅铲轻轻推动蛋液，使之更加平整，然后即可出锅享用。

适合年龄：5 岁及以上，且对食材不过敏的儿童。

营养价值：

牛肉和鸡蛋中含有丰富的蛋白质、维生素 B 族、维生素 D、维生素 E 以及矿物质（如铁、锌、磷、钾等）。这些营养素对于儿童的正常生长、免疫系统发育和神经系统功能维持起到重要作用。

适量的脂肪摄入对于儿童的脑部发育和能量供应至关重要。鸡蛋黄和牛肉中的脂肪能够提供必需的脂溶性维生素和能量，有助于维持身体的正常功能。

减糖小窍门

这道牛肉滑蛋富含多种优质蛋白质，可提供人体所必需的营养素，适量摄入可以促进身体健康发育，同时不会增加过多的糖分负担。

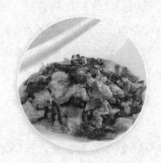

盐焗鸡

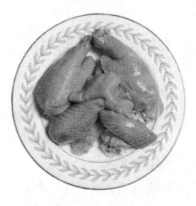

所需材料：

全鸡 1 只（约 1.5 千克），姜片、葱段、植物油、盐适量。

制作步骤：

1. 将全鸡冲洗干净，用厨房纸巾擦干水。

2. 在鸡的内外表面均匀涂抹适量的盐，尽量包裹住整只鸡身，使盐与鸡肉充分接触。

3. 鸡的腹腔内放入姜片和葱段，增加香味。

4. 取一个大碗或容器，将鸡放入碗中，用葱段、姜片腌制约 30 分钟。

5. 烤箱预热至 180 摄氏度。

6. 取一个烤盘，底部撒上一层细盐，将腌制好的鸡放在盐上。

7. 将鸡放入预热好的烤箱中，烤 40 ~ 50 分钟，或直到鸡肉熟透。

8. 烤制过程中适时翻转鸡的位置，保证均匀受热。

9. 取出烤好的盐焗鸡，稍微晾凉片刻。

10. 在食用前，将盐焗鸡外表的盐层剥离，切块即可。

适合年龄： 3 岁及以上，且对食材不过敏的儿童。

营养价值：

盐焗鸡中含有丰富的蛋白质和矿物质，如钾、锌、铁等。这些营养素对于儿童的生长发育和身体健康成长都非常重要。儿童正处于生长发育期，需要大量的能量支持。盐焗鸡中含有一定的脂肪和碳水化合物，可以提供足够的能量。

减糖小窍门

在制作盐焗鸡时，可以少加或不加糖作为调料，因为鸡肉本身就含有一定的天然糖分，不需要额外添加太多糖。此外，你可以在盐焗鸡中加入柠檬汁、醋或酸橙汁等以增加酸味成分，这样不仅可以减少对甜味的需求，还可以提升食物的口感和风味。

奥尔良烤鸡翅

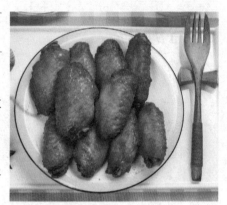

所需材料:

鸡翅500克，葱1根，花椒适量，生抽20克，蚝油20克。

制作步骤:

1. 将鸡翅洗净并沥干水分；将葱洗净、切段。

2. 在鸡翅正反两面各划两刀，然后淋入少许生抽和蚝油。

3. 加入适量的花椒和葱段，戴上手套用手抓匀。

4. 将鸡翅放入冰箱冷藏2个小时以上，让其腌制入味。

5. 在烤盘上铺上锡纸，将腌好的鸡翅摆放在上面。

6. 将烤箱预热至200摄氏度，将烤盘放入烤箱中，烤制15分钟。

7. 中途翻面，确保鸡翅受热均匀。

8. 烤好后，去掉多余的香料，撒上一些葱末点缀。

适合年龄: 2岁及以上，且对食材不过敏的儿童。

营养价值:

鸡翅是蛋白质的良好来源之一，对于儿童的生长发育非常重要。蛋白质是构成身体组织的基本营养物质，能够帮助儿童建立强健的肌肉、骨骼和免疫系统。

鸡翅中含有丰富的矿物质，如铁、锌和钙等。这些矿物质对于儿童的生长发育、血液合成和骨骼健康生长都非常重要。

减糖小窍门

在制作烤翅时，配料中加入的糖的量要适量。一般来说，鸡肉本身就含有一定的天然糖分，不需要额外添加太多糖。常见的奥尔良烤翅调料一般含有糖分，可以考虑使用低糖或无糖的替代品，如低糖酱油、蜂蜜等。

🥬 炸带鱼

所需材料：

带鱼1条，鸡蛋1个，生姜、盐、白胡椒粉、食用油、面粉适量。

制作步骤：

1. 将带鱼去掉内脏、鳞片和鱼鳍，洗净后用厨房纸吸去水分。

2. 在带鱼两侧分别斜着划3~4刀，用姜丝、生抽、醋、盐腌制10~15分钟。

3. 热锅冷油，将生姜放入锅中，略微煸炒出香味，取出备用。

4. 在碗中打入1个鸡蛋，加入适量面粉，搅拌成糊状备用。

5. 把腌制好的带鱼均匀地裹上糊状物。

6. 锅中倒入适量食用油，加热至七成热左右，把裹好糊的带鱼放入锅中炸至两面金黄色即可。

7. 最后将炸好的带鱼盛出摆盘，撒上些葱花即可食用。

适合年龄： 3岁及以上，且对食材不过敏的儿童。

营养价值：

儿童食用带鱼可以提供丰富的蛋白质、脂肪酸、维生素和矿物质，有助于促进生长发育、维持神经系统功能和增强免疫力。带鱼含有丰富的ω-3脂肪酸，如EPA（二十碳五烯酸）和DHA（二十二碳六烯酸）。这些脂肪酸对儿童的大脑发育、视力发育和免疫系统功能维持起着重要作用。

减糖小窍门

姜和胡椒粉等调料不仅可以丰富菜肴的味道，还具有一定的祛腥作用，让带鱼更加鲜美可口。同时，这些调料也有助于增强食欲，让孩子更愿意尝试并享受这道菜肴。相比传统的糖醋带鱼，这种做法可以避免添加过多的糖分，减少孩子的糖分摄入量，有利于保持血糖稳定和控制体重。

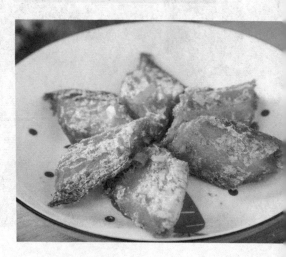

🥢 水煮鱼片

所需材料:

草鱼 1 条，豆芽、鸡蛋、柠檬、姜、蒜、花椒、干辣椒段（可以不放）、鲜菇粉、生粉、食用油、盐适量。

制作步骤:

1. 取下鱼腹和鱼背，切成鱼肉片，检查是否有小刺。

2. 将姜洗净，切成姜丝；蒜切片；柠檬对半切开，挤出柠檬汁备用。

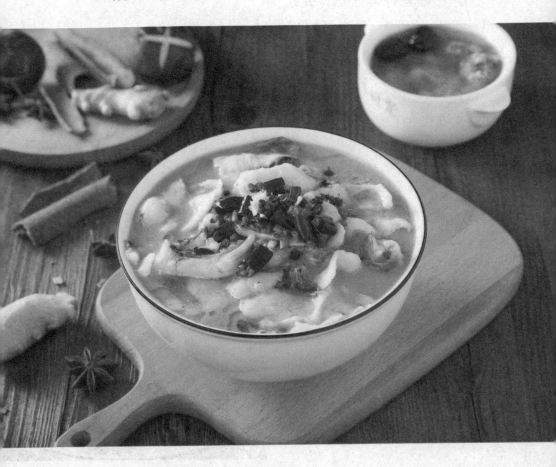

3. 将鱼肉片用蛋清、鲜菇粉、柠檬汁抓匀，腌制 20 分钟，使其入味。

4. 在生粉中加适量水调成乳状，倒入到鱼肉片中拌匀备用。

5. 锅中注水烧开，加入适量的盐和少许食用油，将豆芽焯水，捞出备用。

6. 热锅冷油，加入花椒、姜、蒜末爆炒出香味。

7. 加入适量的清水，武火煮开后转文火煮一会儿，使调料更加融合。

8. 将腌制好的鱼肉片放入锅中，稍微拨动使之快速煮熟。

9. 碗中加入豆芽，铺上鱼片，淋上煮鱼的汤汁，加适量盐调味即可食用。

适合年龄： 1 岁及以上，对食材不过敏的儿童。

营养价值：

草鱼富含优质蛋白质、维生素和矿物质，对儿童的生长发育至关重要。它是良好的蛋白质来源，有助于儿童的肌肉发育和修复。草鱼富含 ω-3 脂肪酸，对儿童的大脑和视力发育非常重要。这些脂肪酸还有助于增强免疫系统，维持心脏健康，并对儿童的认知功能和学习能力有积极影响。

减糖小窍门

在水煮鱼片中增加蔬菜的比例，如豆芽、青菜、木耳等，使其成为营养种类更丰富的菜肴。蔬菜富含纤维和营养物质，能够降低整体菜肴的糖分浓度。

🥜 煎鳕鱼块

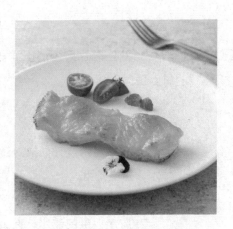

所需材料:

鳕鱼块 200 克, 盐和黑胡椒粉适量, 橄榄油或植物油 20 毫升。

制作步骤:

1. 将鳕鱼块清洗后用纸巾吸干水分, 然后在鱼块两面均匀地撒上盐和黑胡椒粉, 轻轻按压使其均匀黏附。

2. 取一平底锅, 中火加热, 并加入橄榄油或植物油。

3. 当油热时, 将鳕鱼块放入平底锅中, 皮面朝下。注意不要过度拥挤, 以免影响煎制效果。

4. 煎制 2 ~ 3 分钟, 直到底部变金黄色。然后使用铲子翻转鳕鱼块, 继续煎制 2 ~ 3 分钟, 直至完全熟透。

5. 将煎好的鳕鱼块取出, 并用厨房纸巾去除多余的油分。

6. 可根据个人喜好搭配蔬菜、米饭或土豆泥等作为配菜。

适合年龄: 3 岁及以上, 且对食材不过敏的儿童。

营养价值:

鳕鱼是一种优质蛋白质的来源, 对儿童的生长和发育至关重要。蛋白质是构建身体组织、维持免疫系统和产生酶的必需营养素。相比于其他常见的肉类, 鳕鱼含有较低的脂肪含量, 但富含多种营养物质, 如维生素 B_{12}、维生素 D、钾、镁和磷等。

减糖小窍门

传统的煎鳕鱼块配料中可能包含糖分较高的酱油、蜂蜜等调味料, 可以考虑使用低糖或无糖的调料代替, 如麻油、芝麻酱、酸奶等。在煎鳕鱼块的配菜中增加蔬菜的比例, 如花椰菜、西兰花、豆角等, 可以增加饱腹感, 降低整体的糖分和热量的摄入量。

第六章

孩子不爱吃蔬菜，试试这样做

蔬菜富含纤维，膳食纤维可以帮助维持稳定的血糖水平，减缓血糖上升速度，有助于预防儿童患上糖尿病等代谢性疾病。此外，蔬菜通常热量较低，而且富含各种维生素、矿物质和抗氧化剂，有助于提供身体所需的营养，同时不会给孩子带来过多的糖分和热量，有利于控制体重和保持健康成长。

有些孩子可能不喜欢吃蔬菜。这时家长可以考虑用一些方法来帮助他们增加对蔬菜的接受度。比如说，可以尝试将蔬菜以不同的方式烹饪，如蔬菜粥、蔬菜卷、蔬菜饺子等，让食物看起来更有趣味性。也可以将蔬菜与孩子喜欢的食材搭配在一起，增加口感和味道的多样性。

胡萝卜青菜粥

所需材料：

大米 50 克，胡萝卜、青菜各 50 克，食用油、盐适量。

制作步骤：

1. 将米淘洗干净，浸泡 30 分钟备用。

2. 胡萝卜去皮，切成丁；青菜洗净，切成段备用。

3. 锅中注入适量水烧开，放入青菜，焯烫 30 秒捞出，过冷水并沥干。

4. 炒锅中加入适量的食用油，烧热后放入胡萝卜丁，翻炒均匀。

5. 炒至胡萝卜变软后，加入适量的清水，煮沸后转文火。

6. 将浸泡好的米倒入锅中搅拌均匀。熬煮期间要不断搅拌，防止粘锅底。

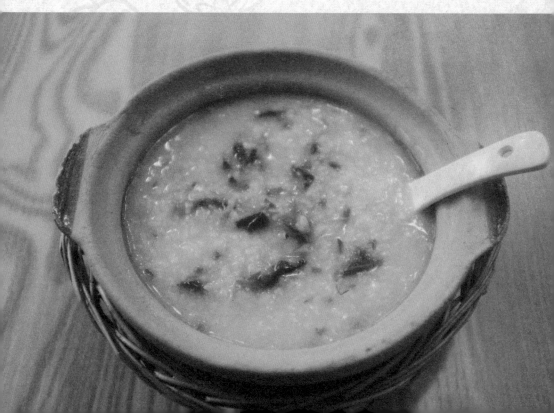

7. 煮至米变得烂糊状，稠度适中时加入青菜。

8. 煮至青菜变软熟，加入适量的盐，再继续煮 1 ~ 2 分钟即可享用。

适合年龄： 6 个月及以上，且对食材不过敏的儿童。

营养价值：

胡萝卜所含的 β - 胡萝卜素进入人体可以转化为维生素 A，有助于保护眼睛健康和促进骨骼生长发育。青菜则含有丰富的维生素 C、叶酸、铁和钙等营养物质，有益于儿童的免疫系统发育、血液健康保持和骨骼发育。

除了胡萝卜、青菜，在儿童的粥里加入鱼糜、肉糜等都可以使粥的营养更加丰富，同时增添了颜色和丰富的口感，有助于增强儿童食欲。

减糖小窍门

对于 1 岁以内的婴幼儿来说，不建议在食品中添加盐和糖，这是因为他们的肾脏功能尚未完全发育，对钠的代谢和处理能力有限。1 岁以后，可以在这道粥中加少许盐调味。

菠菜鸡蛋饼

所需材料：

菠菜 300 克，鸡蛋 2 个，面粉，盐、橄榄油适量。

制作步骤：

1. 将菠菜洗净，锅中注水烧开，将菠菜放入，略微焯水，过凉水，切碎备用。

2. 取一个大碗，将鸡蛋打入碗中，加入面粉、盐，搅拌均匀成面糊。

3. 加入切碎的菠菜，再次充分搅拌均匀。

4. 将锅烧热，倒入适量的橄榄油，待油热后将面糊倒入锅中。

5. 用铲子将面糊摊成饼状，煎至底部金黄色。

6. 将饼翻转，继续煎至另一面金黄色。

7. 煎熟后，取出饼放在厨房纸巾上沥干多余的油分即可。

适合年龄： 1 岁及以上，且对食材不过敏的儿童。

营养价值：

菠菜富含维生素 C、维生素 E、叶酸、铁、钙等营养成分，而鸡蛋含有优质蛋白质和丰富的维生素。这些营养成分对儿童的生长发育和身体健康生长都非常重要。

减糖小窍门

为了增加菠菜鸡蛋饼的风味，我们可以添加一些调味料，如洋葱、大蒜、低钠盐或其他香料。这样能够减少儿童对糖的需求，同时增添了食物的美味。

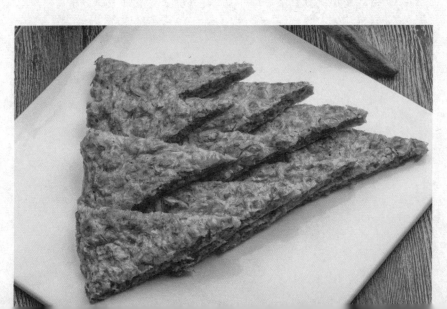

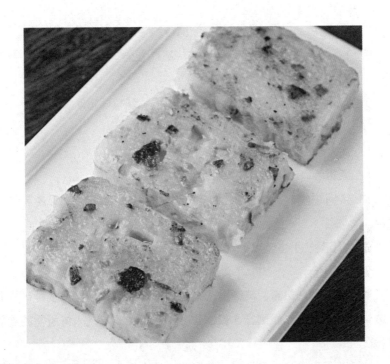

萝卜糕

所需材料：

白萝卜500克，糯米粉200克，干贝或虾米50克，葱花、姜末、盐、胡椒粉、食用油适量。

制作步骤：

1. 将白萝卜去皮，然后切成细丝。

2. 将萝卜丝放入大碗中，加入适量的盐，轻轻搅拌均匀，腌制15分钟，让萝卜丝出水。

3. 在另一个碗中，将糯米粉和适量的水混合，搅拌均匀成糊状。

4. 将干贝或虾米放入热水中浸泡10分钟，然后切碎备用。

5. 热锅冷油，加入葱花、姜末炒香。

6. 将腌制好的萝卜丝拧去多余的水分，加入锅中炒熟。

7. 加入切碎的干贝或虾米，继续翻炒均匀。

8. 将调好的糯米粉糊倒入锅中，不断搅拌均匀，直到糊状物变得厚稠。

9. 加入适量的盐和胡椒粉，根据个人口味调整味道。

10. 将炒好的萝卜糕倒入蒸锅中，并将表面抹平。

11. 武火蒸约30分钟，或直到糕状物完全凝固。

12. 蒸熟后取出，稍微晾凉，然后切成块状。

13. 热锅中加入适量食用油，将切好的萝卜糕煎至两面金黄色即可食用。

适合年龄： 1岁及以上，且对食材不过敏的儿童。

营养价值：

萝卜是一种低热量、高纤维、高维生素C的蔬菜，含有多种矿物质和抗氧化物质。而糯米粉则富含碳水化合物和蛋白质，是人体所需的重要营养物质。

这道萝卜糕容易被身体消化、吸收，适合老人、儿童和胃肠功能较弱的人食用。

减糖小窍门

相较于传统的甜味糯米粉制成的糕点，萝卜糕含有较少的糖分和碳水化合物。萝卜本身是一种低糖、低卡路里的蔬菜，而糯米粉相对于普通面粉来说，其糖分含量也较低。因此，萝卜糕可以作为一种相对低糖糕点的选择。此外，萝卜糕中的干贝或虾米、葱花和姜末等调味料给予了它更丰富的口感和鲜美的味道，而这些调味料通常不会直接增加糖分和碳水化合物的含量，有利于减少糖分的摄入量。

扁豆炒肉丝

所需材料：

扁豆 300 克，猪肉 100 克，彩椒半个，姜、蒜，生抽、盐、食用油适量。

制作步骤：

1. 将猪肉切成丝状，加入生抽、盐腌制 10 分钟。

2. 扁豆去掉两端，洗净后切成段，焯水捞出备用；彩椒洗净、切丝；姜、蒜切末备用。

3. 热锅冷油，放入姜、蒜末，煸炒出香味。

4. 加入腌制好的肉丝，翻炒至变色。

5. 加入扁豆翻炒均匀，继续翻炒约 2 分钟，加入彩椒丝。

6. 加入适量的水，盖上锅盖焖煮 3 ~ 5 分钟，直至扁豆变软。

7. 加入适量的盐调味，继续翻炒均匀后即可食用。

适合年龄： 1 岁及以上，且对食材不过敏的儿童。

营养价值：

扁豆和瘦肉中含有多种营养素，如蛋白质、膳食纤维、维生素 B、铁、锌等，可以帮助儿童补充营养，增强身体免疫力。

减糖小窍门

在扁豆炒肉丝中增加蔬菜的比例，如彩椒丝等，可以增加菜肴的口感层次和食物的整体甜度，减少对糖的需求。

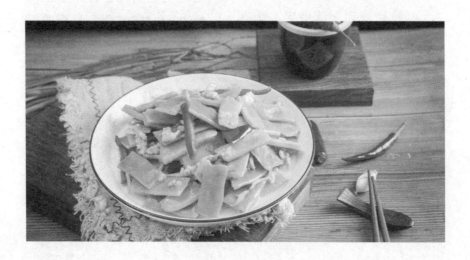

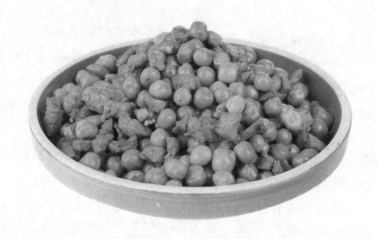

豌豆炒肉

所需材料：

猪瘦肉150克，豌豆200克，大葱、姜、蒜、食用油、盐、生抽适量。

制作步骤：

1. 将猪瘦肉切成小块，葱切段，姜、蒜切末备用。

2. 热锅冷油，放入葱、姜、蒜，爆炒出香味。

3. 加入切好的猪肉，翻炒至变色。

4. 加入豌豆，继续翻炒均匀。

5. 加入适量的盐和少许生抽调味。

6. 加入适量的水，炖煮几分钟，直到豌豆变软熟即可食用。

适合年龄：1岁及以上，对食材不过敏的儿童。

营养价值：

豌豆含有丰富的蛋白质、纤维、维生素和矿物质，对儿童的身体发育和健康生长非常有益。此外，豌豆还含有维生素C、维生素K、锰和叶酸等营养物质，有助于提高免疫力、促进血液凝固和维持骨骼健康。

减糖小窍门

豌豆炒肉可以作为一道健康、均衡的饮食菜肴，有助于控制血糖和体重。

蒜薹炒香干

所需材料：

香干200克，蒜薹200克，姜末、盐、生抽、食用油适量。

制作步骤：

1. 将蒜薹洗净，切成2～3厘米的段；香干切成条备用。

2. 热锅冷油，放入葱、姜、蒜，煸炒出香味。

3. 加入蒜薹段，翻炒至蒜薹变软。

4. 加入香干，继续翻炒均匀。

5. 加入适量的生抽、盐，继续翻炒均匀，即可食用。

适合年龄： 1岁及以上，且对食材不过敏的儿童。

营养价值：

香干中含有丰富的钙质，有助于维持骨骼健康，同时还含有铁、锌等多种矿物质，对身体健康生长有益。此外香干中还含有优质蛋白质和碳水化合物，可以为儿童的成长提供营养。蒜薹则含有丰富的膳食纤维、维生素C、维生素E等多种营养素，可以增强免疫力，抵抗疾病。

减糖小窍门

传统的蒜薹炒香干会使用一些调味料来提味，这些调味料中通常含有一定量的糖分。我们可以尝试减少使用这些调味料的量，让孩子品尝到食材本身的味道。

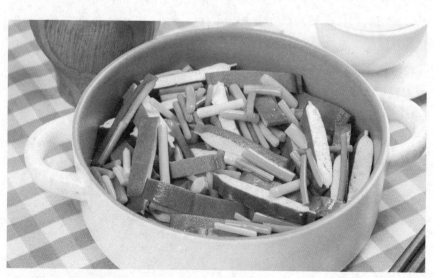

卷心菜肉卷

所需材料：

卷心菜300克，猪肉200克，香菇5朵，葱、姜、盐、生抽、淀粉适量。

制作步骤：

1. 将卷心菜叶子洗净，剪去叶子硬脉，放入开水中焯水，捞出后过冷水。

2. 将猪肉剁成末；香菇泡发、洗净并切碎；葱、姜用少许温水泡成葱姜水。

3. 将香菇末和猪肉末放入碗中，加入葱、姜、盐、生抽和一些淀粉，搅拌均匀做成馅料。

4. 取一片焯水后的卷心菜叶子，将馅料均匀地包裹在叶子上，然后卷成卷状。

5. 蒸锅上汽后将卷好的卷心菜放入锅中，用中文火蒸制10～15分钟，直到卷心菜变软，肉变熟。

6. 最后可以根据个人口味淋少许生抽调味即可食用。

适合年龄： 1岁及以上，且对食材不过敏的儿童。

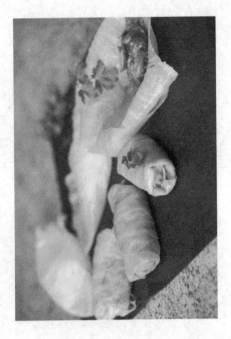

营养价值：

卷心菜富含维生素C、维生素K、维生素B$_6$、膳食纤维、钙、铁等多种营养成分，可以促进儿童身体健康发育。卷心菜搭配肉馅制作成卷心菜肉卷，更能引起儿童对食物的兴趣。

减糖小窍门

为了提升卷心菜肉卷的风味，我们可以使用香料和调味料，如蒜末、姜末、辣椒粉、五香粉等。它们能够提供丰富的味道，减少对糖分的需求。

腰果西芹

所需材料：

西芹 200 克，彩椒 50 克，腰果 20 克，蒜瓣、生姜、盐、生抽、食用油适量。

制作步骤：

1. 西芹洗净，斜切成 3 ～ 4 厘米的小段；彩椒洗净、切条；腰果用开水焯烫备用。

2. 热锅冷油，加入蒜瓣和生姜，爆炒出香味。

3. 加入焯烫过的腰果，继续翻炒均匀。

4. 加入切好的西芹段和彩椒条，翻炒至变软。

5. 加入适量的盐和生抽，继续翻炒均匀，调味后即可食用。

适合年龄： 1 岁及以上，且对食材不过敏的儿童。

营养价值：

西芹是一种高纤维蔬菜，它能够提供丰富的膳食纤维。膳食纤维有助于促进儿童的消化系统健康发育，预防便秘等问题的发生。

减糖小窍门

在烹饪腰果西芹时，可以使用低糖或无糖的调料，如酱油、姜汁、蒜泥等，避免使用高糖或高油脂的调料，如糖、蜜汁等。

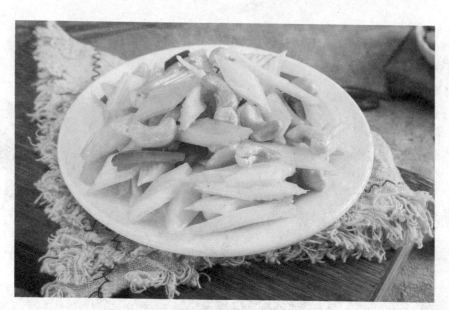

胡萝卜西兰花炒虾仁

所需材料：

西兰花 100 克，鲜虾 100 克，胡萝卜 80 克，葱、姜、蒜、盐、生抽、食用油适量。

制作步骤：

1. 将虾仁剥去虾线，用清水冲洗干净后沥干备用。葱、姜、蒜切末备用。

2. 将胡萝卜去皮后切成薄片；西兰花切小朵并洗净，焯水至断生备用。

3. 热锅冷油，放入葱、姜、蒜末，爆炒出香味。

4. 加入胡萝卜翻炒均匀，炒至胡萝卜稍微变软。

5. 加入虾仁，翻炒至虾仁变色。

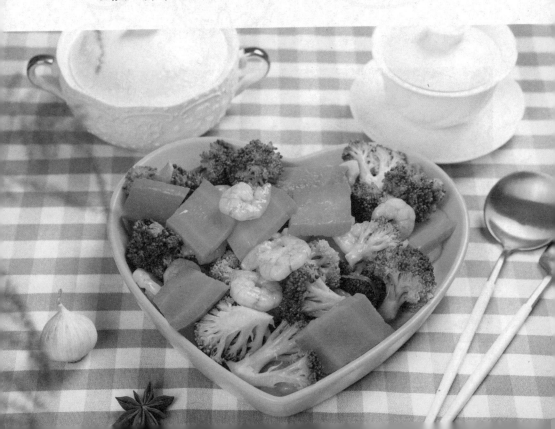

6. 加入少许生抽提味，然后加入西兰花朵，翻炒均匀。

7. 加入适量盐，继续翻炒均匀，直至虾仁熟透、胡萝卜和西兰花变得脆嫩。

8. 最后可以根据个人喜好加入适量的水淀粉勾芡，使汤汁变得浓稠一些。

适合年龄： 1 岁及以上，且对食材不过敏的儿童。

营养价值：

胡萝卜富含胡萝卜素，西兰花含有丰富的维生素 C 和叶酸，虾仁富含蛋白质和矿物质，对儿童的生长发育、免疫力提升以及视力健康都有益处。

减糖小窍门

胡萝卜西兰花炒虾仁烹饪方法简单，调味料用得少，这样不仅可以保证口味清淡，还能尽量保留食物的营养价值。

胡萝卜中的胡萝卜素和纤维可以减缓升糖指数，同时还有利于胰岛素的分泌和利用。西兰花中的叶酸和维生素C等成分也有助于维持人体血糖水平的稳定。虾仁中的蛋白质和微量元素也有利于血糖的控制。

时蔬炒虾仁

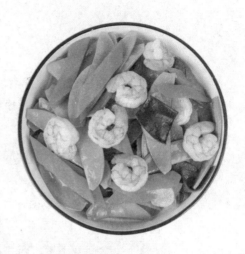

所需材料：

虾仁 200 克，胡萝卜 1 根，木耳 50 克，荷兰豆 100 克，姜、蒜末、盐、生抽、食用油适量。

制作步骤：

1. 虾仁洗净，剥去虾线备用；胡萝卜去皮，切成片状；木耳泡发后切成片；荷兰豆洗净并去除两端硬梗备用。

2. 热锅冷油，加入姜、蒜末，炒香。

3. 加入胡萝卜片翻炒片刻，使其变软。

4. 加入木耳片和荷兰豆一同炒熟。

5. 将炒好的蔬菜盛出，锅中加适量油，放入虾仁，用中文火翻炒至变色。

6. 再将炒好的蔬菜倒入锅中，加入适量的盐、生抽调味，继续翻炒均匀。

7. 最后加入少量水，快速翻炒均匀，收汁即可出锅。

适合年龄： 1 岁及以上，且对食材不过敏的儿童。

营养价值：

胡萝卜、荷兰豆、木耳和虾仁都是富含营养的食材，其中包含维生素、矿物质、蛋白质和膳食纤维等。这些营养成分有利于儿童的生长发育、免疫力提升和身体健康生长。在日常饮食中提供多样化的食物，可以确保儿童获得全面、均衡的营养。

减糖小窍门

胡萝卜荷兰豆木耳炒虾仁是一道很好的减糖菜品，其中的食材搭配能够提供多种营养成分，并对血糖的控制有一定的促进作用。

肉片炒丝瓜

所需材料：

丝瓜 2 根，瘦肉片 150 克，姜、蒜、生抽、盐、食用油适量。

制作步骤：

1. 将丝瓜去皮，切成厚片备用；葱、姜、蒜切末备用。

2. 热锅冷油，放入葱姜蒜末，爆炒出香味。

3. 加入猪肉片翻炒至变色并盛出。

4. 锅中加适量油，油热爆香，下入丝瓜翻炒。

5. 加入适量的生抽、盐，继续炒匀，直至丝瓜变熟。

6. 加入肉片，快速翻炒均匀即可食用。

适合年龄：1 岁及以上，且对食材不过敏的儿童。

营养价值：

丝瓜是一种低热量、高纤维的蔬菜，其中富含维生素 C、维生素 A 和矿物质等营养成分。这些营养成分有助于儿童的免疫系统提升、视力保护和骨骼发育。肉片和丝瓜搭配食用，可以提供多种营养素，包括蛋白质、维生素和矿物质等，有助于儿童获得全面、均衡的营养。

减糖小窍门

将丝瓜切成适当大小的条状或块状，可以确保在烹饪过程中保持其脆嫩的口感，并更好地保留其内的营养物质。通过维持食材原有的味道和口感，我们可以帮助儿童更深入地体验食物的自然风味，从而培养儿童品尝食物天然味道的习惯。

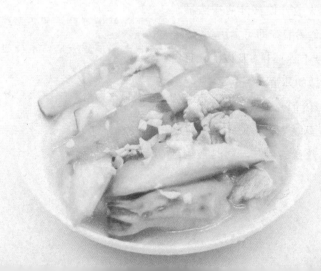

酱汁杏鲍菇

所需材料:

杏鲍菇200克，食用油、生抽、老抽、蚝油、淀粉、葱花适量。

制作步骤:

1. 将杏鲍菇清洗干净后切片。

2. 锅中放入适量水，烧开，放入杏鲍菇片，焯水，捞出备用。

3. 在小碗中依次加入生抽、老抽、蚝油和淀粉，搅拌均匀制成酱汁备用。

4. 热锅冷油，放入切碎的大蒜末，炒香。

5. 将调好的酱汁倒入锅中煮开。

6. 放入焯好水的杏鲍菇，焖煮1～2分钟，直至杏鲍菇熟透入味。

7. 武火收汁使酱汁变得浓稠，撒上葱花作为装饰即可食用。

适合年龄: 1岁及以上，且对食材不过敏的儿童。

营养价值:

杏鲍菇的口感细腻，味道鲜美，适合儿童的口味。同时杏鲍菇

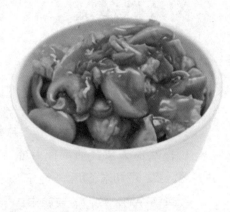

含有丰富的蛋白质、膳食纤维、维生素和矿物质，如维生素B、维生素C、钾、钙等，可以为儿童的生长发育提供多种营养物质。杏鲍菇富含多种抗氧化物质，如多酚类化合物和β-葡聚糖，能够增强儿童的免疫力，提高身体的抵抗力。

减糖小窍门

提前焯水可以帮助杏鲍菇减少吸收调味料汁，同时也能使其更加鲜嫩可口。另外，与酱汁混合煮熟后能够让调味料均匀地覆盖在杏鲍菇表面，使其味道更加浓郁，同时也能减少糖分的摄入量，做到美味又健康。

香煎茄子肉卷

所需材料：

茄子1根，肉末150克，生抽、蚝油、大葱、小葱、姜、盐、食用油、淀粉适量。

制作步骤：

1. 将大葱切段、姜切片放入碗中，用少许温水浸泡10分钟；小葱切成葱花备用。

2. 在肉馅中加入适量生抽、蚝油、盐，少量多次加入葱姜水，搅拌至上劲后，加入切好的小葱碎再次搅拌均匀。

3. 将茄子洗净去掉两端，不去皮，再竖切成厚度0.5厘米左右的薄片。

4. 在茄子片上均匀地撒上一层盐，静置片刻，然后用清水冲洗掉表面多余的盐分并擦干。

5. 取一片茄子，铺上调好的肉馅，将茄子从一端卷起，卷成肉卷状。

6. 将茄子肉卷放入淀粉中滚一圈，表面均匀地粘上一层薄薄的淀粉。

7. 在平底锅中加入适量的食

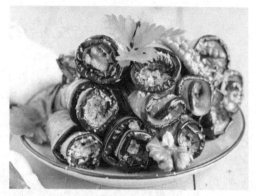

用油，将做好的茄子肉卷煎至表面金黄。

8. 另起一锅，热锅冷油，放入葱、姜、蒜末，爆炒出香味。加入煎好的茄子肉卷，加入适量水，焖煮至茄子肉卷熟透即可食用。

适合年龄： 1岁半及以上，且对食材不过敏的儿童。

营养价值：

茄子富含膳食纤维、维生素C、维生素K、钾等营养成分。它的皮含有丰富的类黄酮类化合物，具有抗氧化作用。茄子还含有少量的维生素B_6、铁和其他微量元素。

减糖小窍门

在调制茄子肉卷的酱汁或蘸料时，可以减少添加糖的量，可以选择使用低糖或无糖的替代品，如低糖生抽、蚝油或低糖番茄酱等。

番茄蟹味菇疙瘩汤

所需材料：

面粉 100 克，番茄 1 个，蟹味菇 25 克，食用油、姜、蒜、盐适量。

制作步骤：

1. 番茄洗净，切成小块；葱、姜切末备用。

2. 蟹味菇用清水洗净后去掉根部，撕成小朵备用。

3. 热锅冷油，放入姜、蒜末，爆炒出香味。

4. 加入番茄块和蟹味菇，稍微翻炒后加适量的水煮沸后转为文火，煮 8 ~ 10 分钟。

5. 向面粉中缓慢地加水，边加边搅拌，直至形成大小合适的面疙瘩。

6. 待锅内的汤再次煮沸，将面疙瘩倒入锅中。

7. 待面疙瘩煮熟，锅中加入适量的盐调味即可食用。

适合年龄： 1 岁及以上，且对食材不过敏的儿童。

营养价值：

番茄富含维生素 C 和叶酸，还含有多种矿物质，如钾、镁、铁等。维生素 C 可以增强免疫力，帮助身体吸收铁元素；矿物质则有助于维持身体正常的代谢功能。蟹味菇富含蛋白质、膳食纤维、维生素 B 和矿物质等营养成分，可以促进新陈代谢，维持身体正常的生理功能。

减糖小窍门

疙瘩汤中加入丰富的蔬菜可以增加膳食纤维的含量，从而丰富该汤的营养价值，并有利于减少糖的摄入量。

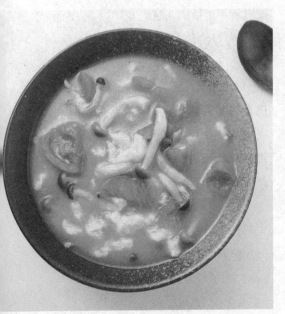

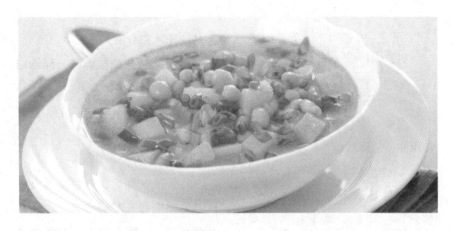

白豆杂蔬汤

所需材料：

白豆 50 克，土豆 50 克，彩椒半个，葱、姜、食用油、盐适量。

制作步骤：

1. 白豆提前泡发 3 ~ 4 小时，用清水冲洗干净备用。

2. 土豆去皮，切成小块；彩椒去籽，切成小块；姜洗净切片；葱洗净，切成葱花备用。

3. 热锅冷油，放入葱、姜、蒜，爆炒出香味。

4. 加入白豆，加水淹过白豆，武火煮沸后转为文火，煮 30 分钟左右。

5. 先后加入土豆和彩椒块，继续文火煮至土豆和彩椒熟透。

6. 加入适量的盐调味，翻炒均匀，撒少许葱花即可关火食用。

适合年龄：1 岁及以上，且对食材不过敏的儿童。

营养价值：

白豆杂蔬汤不仅美味可口，而且富含蛋白质、碳水化合物、膳食纤维以及多种维生素和矿物质。可以为身体提供能量，还有助于增加饱腹感，稳定血糖，并且对于肠道健康、提高免疫力和丰富整体营养均有益处。

减糖小窍门

通过添加香料和调味料，如姜、蒜、洋葱、醋、生抽等，不仅可以增强汤的风味，还减少了儿童对糖的依赖。这些调味料可以为汤品带来丰富的味道，使其更加美味。

番茄炒鸡蛋

所需材料:

鸡蛋1个,番茄1个,大葱、食用油、盐适量。

制作步骤:

1.番茄洗净后切成小块;大葱洗净、切段;鸡蛋打散成蛋液备用。

2.热锅加入适量的食用油,将蛋液倒入锅中,迅速搅拌均匀,使鸡蛋炒熟成小块状,盛出备用。

3.锅中加少许食用油,放入葱段,爆香。加入切好的番茄块,翻炒均匀,使番茄出汁。

4.在锅中倒入炒好的鸡蛋,使番茄的汁水充分渗入鸡蛋中。

5.加入适量的盐调味,翻炒均匀后即可关火。

适合年龄:1岁及以上,且对食材不过敏的儿童。

营养价值:

鸡蛋是一种优质蛋白质的良好来源,搭配番茄酸甜可口。番茄富含维生素C、维生素A和钾等营养物质。维生素C有助于增强免疫力,维生素A对维持视力和皮肤健康有益,钾有利于维持骨骼健康。

减糖小窍门

番茄天然具有酸味,这种酸味可以增强食欲,有利于开胃,这道菜无须额外添加糖分。

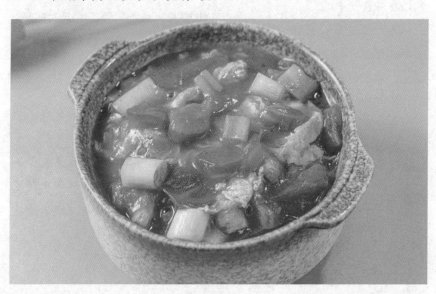

番茄金针菇

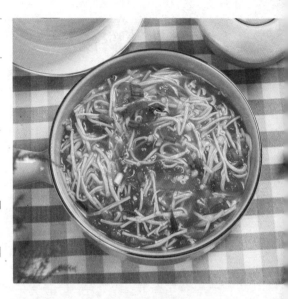

所需材料：

番茄 100 克，金针菇 100 克，葱花、食用油、盐、生抽、姜片适量。

制作步骤：

1. 将金针菇洗净后切去底部的根部，再切成段。

2. 将番茄切"十"字花刀，用开水汆烫，去皮并切成小块备用；大蒜和姜切末备用。

3. 热锅加入适量的食用油，放入切好的姜片，爆炒出香味。

4. 加入番茄块继续翻炒，使番茄出汁，加入适量水，烧开。

5. 加入金针菇，煮至断生熟透。

6. 加入适量的盐、生抽调味，撒少许葱花，翻炒均匀后即可关火。

适合年龄： 1 岁及以上，且对食材不过敏的儿童。

营养价值：

番茄金针菇中含有丰富的维生素 C、维生素 A、维生素 K、叶酸以及矿物质，如钾、铜、锌等。这些营养成分有助于促进儿童的生长发育，增强免疫力，促进骨骼和牙齿的健康生长。番茄中的番茄红素和金针菇中的 β - 葡聚糖等物质具有抗氧化作用，有助于清除体内自由基，保护细胞不受损害，有利于儿童的健康发育。

减糖小窍门

新鲜的番茄和金针菇本身就非常美味，不需要过多添加调味料。相较于番茄酱，新鲜的番茄中含有的糖分更少且没有添加剂，更加健康。

海带豆腐汤

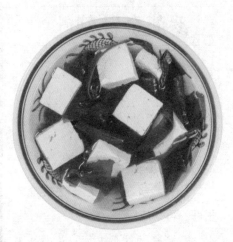

所需材料:

海带 200 克（已泡发），嫩豆腐 200 克，姜、葱、食用油、盐适量。

制作步骤:

1. 将海带洗净后切成丝；嫩豆腐切成小块；姜洗净后切片；葱切成葱花备用。

2. 锅中倒入适量的食用油，烧至八成热时依次下入姜片、葱花，炒出香味，放入海带，翻炒约 1 分钟。

3. 锅中加入适量开水，煮沸后下入豆腐块，不要翻炒，防止豆腐碎裂。

4. 等到汤中的豆腐块煮熟后，加入少许盐、葱花调味，拌匀后即可关火。

适合年龄: 1 岁及以上，且对食材不过敏的儿童。

营养价值:

海带里含有较多碘，碘是合成甲状腺素的一种原料，如果体内缺乏，容易造成甲状腺组织增大，所以儿童适量吃些海带，有助于预防缺碘性甲状腺疾病的发生。

海带是一种富含膳食纤维的食材，而豆腐中也含有适量的纤维。膳食纤维有助于促进肠道蠕动，预防便秘，并且有助于控制血糖和维持胆固醇水平。

减糖小窍门

海带和豆腐都是低糖的食材。海带中的碳水化合物主要是膳食纤维，而豆腐则是以大豆为原料制成的，含糖量相对较低。选择低糖食材制作海带豆腐汤可以降低糖分摄入量。

🍄 口蘑炒饭

所需材料：

米饭 150 克，口蘑 100 克，猪肉 20 克，鸡蛋 1 个，彩椒半个，甜玉米粒、豌豆各 30 克，葱、姜、盐、生抽、食用油适量。

制作步骤：

1. 将口蘑洗净后切片；肉洗净并切成小片；彩椒洗净后切丁；葱切末、姜切片备用。

2. 锅中倒入适量的食用油，烧热后加入葱末、姜片，炒香。

3. 加入口蘑、彩椒、玉米粒和豌豆，翻炒均匀，使其稍微变软。

4. 将炒好的口蘑、彩椒、玉米、豌豆盛出备用。

5. 锅中再加入适量的食用油，将鸡蛋打散后倒入锅中炒熟，炒成小块状。

6. 加入米饭，用饭勺将饭压碎，翻炒均匀。

7. 加入之前炒好的配菜，继续翻炒均匀。

8. 加入适量的盐、生抽调味，翻炒均匀至饭粒松散后即可关火。

适合年龄： 1 岁及以上，且对食材不过敏的儿童。

营养价值：

口蘑富含人体所需的蛋白质、维生素 B 和微量元素，尤其是钾和镁。这些营养素有助于儿童的神经系统发育和细胞代谢，同时口蘑还具有抗氧化和免疫调节的功能。口蘑也易于消化，适合儿童食用。

减糖小窍门

口蘑具有鲜美的口感和香味，同时富含膳食纤维和多种维生素，有助于减糖。多种蔬菜的加入能增加膳食纤维的摄入量，在炒饭中加入口蘑和其他蔬菜，有助于增加饱腹感，降低热量摄入量，并且维持稳定的血糖水平。

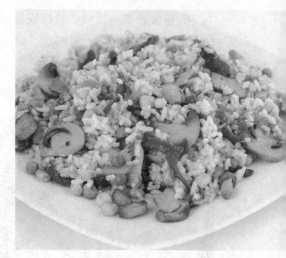

韭菜鸡蛋蒸饺

所需材料：

面粉300克，韭菜200克，鸡蛋3个，虾皮少许，盐、食用油适量。

制作步骤：

1. 将韭菜洗净并控干水分，切成末，加入1勺食用油，拌匀备用。

2. 将鸡蛋打入碗中并搅散，加入适量盐，拌匀调味。

3. 锅中放入适量油，待油温烧至六成热，倒入蛋液炒熟并斩成碎末。

4. 开文火，放入虾皮与鸡蛋碎一同煸炒出香味。

5. 将炒好的鸡蛋碎晾凉，与备好的韭菜混合成馅料。

6. 将面粉加入适量水搅拌成面团，揉匀后醒面15～20分钟，擀成薄饺子皮备用。

7. 取适量馅料放在饺子皮中间，然后包成饺子的形状。

8. 将包好的饺子放在蒸锅中，开武火蒸10～12分钟即可食用。

适合年龄： 1岁及以上，且对食材不过敏的儿童。

营养价值：

韭菜中富含丰富的维生素C、维生素A、叶酸、钙和铁等营养物质。这些营养物质有助于促进儿童的免疫系统发育，增强抵抗力，预防感冒和其他常见疾病的发生。此外，韭菜还含有膳食纤维，有助于促进消化和预防便秘。

减糖小窍门

在制作饺子馅料时，应减少或避免添加含糖量较多的调味料汁。韭菜和鸡蛋本身已经有一定的天然鲜味，可以尽量利用它们的原味。

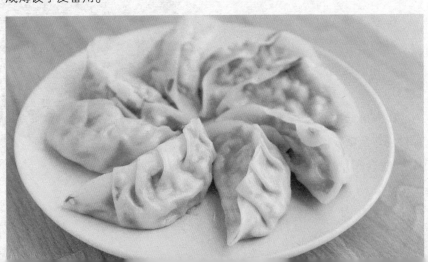

第七章
孩子喜欢的创意美食

孩子对新鲜事物、新奇事物都有一种天然的好奇心和探索欲。在制作儿童餐时，可以发挥一些创意，以吸引孩子的眼球和食欲，提高他们对食物的兴趣。

🍤 咖喱鱼排熊猫饭团

所需材料：

大米 50 克，鱼排 50 克，咖喱粉 10 克，紫菜、生菜、番茄适量。

制作步骤：

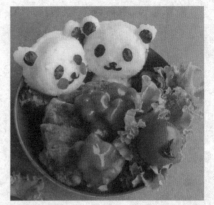

1. 将鱼排洗净，切成小块，用盐、黑胡椒粉和咖喱粉腌渍 10 分钟。

2. 将大米加水煮熟，待稍微冷却后，搅拌均匀。

3. 等锅热放入适量食用油，将鱼块煎至两面金黄色，盛出备用。

4. 将咖喱粉调成咖喱汁，浇在煎好的鱼排上。

5. 取一个小熊模具，取适量的米饭用模具按压成型。

6. 将紫菜剪出小熊的五官形状，蘸少许水贴在饭团上。

7. 将饭团、咖喱鱼排、蔬菜摆盘即可食用。

适合年龄： 1 岁及以上，且对食材不过敏的儿童。

营养价值：

紫菜对儿童的身体有很多好处。紫菜是一种海藻类食物，富含多种营养物质，包括维生素、矿物质和纤维等，如维生素 A、维生素 C、维生素 B_{12} 以及钙、铁、碘等矿物质。有利于儿童的生长发育、骨骼健康生长、免疫系统发育和视力健康。

减糖小窍门

咖喱粉主要由多种香料和调味料组成，如姜黄、辣椒粉、孜然、蒜粉等，而不含添加糖或甜味剂。相比之下，一些商业制作的咖喱酱可能含有添加糖、高果糖玉米糖浆或其他甜味剂，以增加口感和风味。因此，我们选择用咖喱粉而不是咖喱酱，以减少糖分的摄入量。

彩椒鸡肉串

所需材料：

鸡胸肉 200 克，彩椒、洋葱、油、盐、黑胡椒粉、孜然粉、红椒粉等适量。

制作步骤：

1. 将鸡胸肉切成小块，彩椒和洋葱也切成相同大小的小块备用。

2. 在鸡肉块中加入适量盐、黑胡椒粉、孜然粉、红椒粉等调料，搅拌均匀后静置腌制 15～20 分钟。

3. 将腌好的鸡肉块和彩椒、洋葱串在烤串上，每支烤串大概放 5～6 块鸡肉块。将烤串放在烤盘上，喷上少量油。

4. 将电烤箱预热至 200 摄氏度，然后把烤盘放入烤箱中，烤 15～20 分钟，直到鸡肉块熟透。

5. 取出烤盘，待微凉后将鸡肉串从烤串上取下即可享用。

适合年龄： 1 岁及以上，且对食材不过敏的儿童。

营养价值：

彩椒不仅口感清甜，适合搭配肉类，而且含有丰富的维生素 C 和

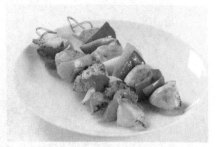

其他抗氧化物质，每 100 克彩椒中，维生素 C 的含量可以达到 104 毫克以上，是常见蔬菜中的佼佼者。经常食用彩椒有助于增强儿童的免疫力，预防感冒和其他疾病的发生。对于儿童的骨骼、牙齿和皮肤的健康发育也很重要。

减糖小窍门

制作彩椒鸡肉串时我们可以使用辣椒粉、孜然粉等调料来调味，以此来帮助减少糖分的摄入量。这些调料不含糖或甜味剂，但能够为食物增添丰富的口味和香气。

此外，我们还可以使用其他低糖或无糖的调料来增添风味，如大蒜粉、洋葱粉、姜粉、盐、胡椒粉等。这些调料可以提供多样的味道，而不会增加额外的糖分。

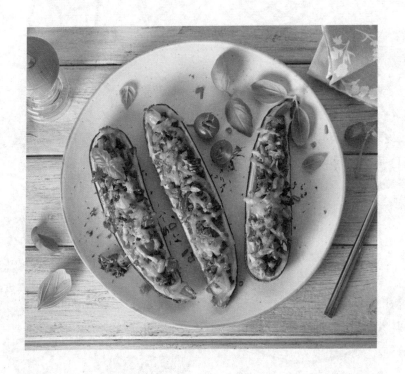

奶酪杂蔬西葫芦船

所需材料：

西葫芦 2 个，牛肉 50 克，洋葱 1/4 个，玉米粒 50 克，番茄 50 克，豌豆 20 克，菠萝 100 克，芝士碎、盐适量。

制作步骤：

1. 将牛肉切成小粒状，加入适量的盐、胡椒粉、生抽腌制 10 分钟。

2. 将胡萝卜洗净并切丁，将胡萝卜、玉米粒和豌豆放入微波炉里，中火加热 3 分钟并晾凉。

3. 将洋葱和大蒜切成末，番茄切成小块，菠萝果肉切丁备用。

4. 将西葫芦对半剖开，用勺子挖出瓤，在内壁上划花刀。抹上少许盐，放盘子里，用微波炉高火加热 3 分钟。

5. 将烤箱预热至上下火 200 摄氏度。

6. 将腌制好的牛肉、玉米粒、豌豆、胡萝卜和番茄块填入西葫芦船内，撒上一些芝士碎，用锡纸封好并放入烤箱。

7. 烤 15 ~ 20 分钟，至所有食材熟透即可食用。

适合年龄： 1 岁及以上，且对食材不过敏的儿童。

营养价值：

这道菜品中包含各种蔬菜，如西葫芦、胡萝卜、洋葱、番茄等。这些蔬菜富含维生素、矿物质和膳食纤维，可以为儿童身体发育提供多种营养成分。奶酪（芝士）是奶制品中的一种，富含蛋白质和钙质，有利于儿童的骨骼和牙齿的健康生长。

减糖小窍门

奶酪通常不含糖，因为它是通过将牛奶中的乳糖转化成乳酸制成的。然而，在某些情况下，生产厂商可能会在奶酪中添加糖来增加口感和甜度。因此，我们可以选择低糖或无糖的奶酪，在选购时应查看食品标签并选择没有添加糖分的奶酪。

蛋包饭

所需材料:

米饭适量,鸡蛋2个,小胡萝卜1个,小洋葱1个,油、盐、生抽适量。

制作步骤:

1. 将米饭煮熟备用。

2. 将洋葱和胡萝卜切成小丁备用。

3. 打入1个鸡蛋,加入少量盐和黑胡椒粉,搅拌均匀。

4. 在平底锅中倒入适量油,加热后放入洋葱和胡萝卜丁,翻炒至熟。

5. 加入煮熟的米饭,继续翻炒均匀,加入少量生抽调味。

6. 将米饭铺平在锅中,倒入打好的蛋液,轻轻晃动锅,让蛋液均匀地覆盖在米饭上。

7. 等到蛋液稍微凝固后,用锅铲将蛋包饭翻个面,继续煎炒至两面金黄色。

8. 挤上少许番茄酱作为装饰即可食用。

适合年龄: 1岁及以上,且对食材不过敏的儿童。

营养价值:

鸡蛋富含蛋白质、维生素D、维生素B_{12}和矿物质等营养成分。这些营养成分有助于促进细胞生长和修复、增强骨骼健康生长、提高免疫力等。

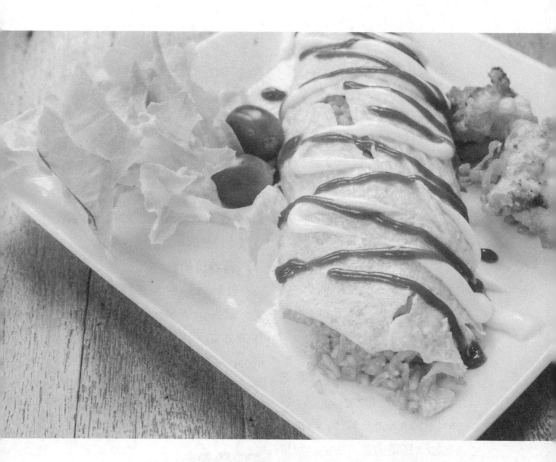

　　米饭可以为儿童的生长发育提供丰富的碳水化合物，此外，米饭还含有丰富的淀粉、膳食纤维和少量的蛋白质。这些营养成分能够为身体提供能量，并有助于维持肠道健康和预防便秘。

减糖小窍门

　　很多番茄酱产品中添加了大量的糖来增加口感和甜度。我们在为儿童准备食物时，应该避免选择含有糖分的番茄酱。此外，番茄酱中通常含有一定量的盐和添加剂，如防腐剂和色素等，这些成分会对健康产生负面影响。因此，在选择番茄酱时，建议选择低钠、无添加剂的产品。

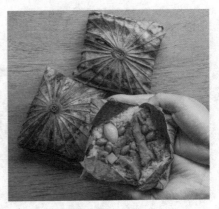

🍃 荷叶饭

所需材料：

荷叶3张，米饭300克，香菇、花生、板栗、猪肉片各50克，盐、生抽、胡椒粉、蚝油适量。

制作步骤：

1. 准备好荷叶，将其清洗干净，剪成合适大小，用开水焯水备用。

2. 将米饭煮熟，待稍微冷却后备用。

3. 香菇切丝，花生略碾碎备用。

4. 热锅加入少许油，将香菇丝、花生和板栗一起炒香。

5. 锅中加入肉片翻炒，待肉片变色后加入适量的盐、生抽、胡椒粉和蚝油进行调味。

6. 将炒好的馅料与煮熟的米饭混合均匀，调味适口。

7. 取一片荷叶，将米饭馅料放在中央，用荷叶包裹好。

8. 将包好的荷叶包饭放入蒸锅中蒸熟，需20～30分钟。

9. 蒸熟后取出，撕开荷叶即可享用美味的荷叶包饭。

适合年龄： 1岁及以上，且对食材不过敏的儿童。

营养价值：

荷叶饭的制作过程中，将肉类、蔬菜、坚果一同蒸煮，这种烹饪方式可以保留食材中的营养成分，并赋予米饭香气和口感。此外，荷叶本身也富含纤维和抗氧化物质，有助于促进消化和预防疾病的发生。

减糖小窍门

米饭是碳水化合物的主要来源，它会在体内转化为糖分。因此，减少荷叶饭中米饭的用量可以有效降低餐食的糖分含量。GI值是衡量食物对血糖影响的指标，GI值越低，食物对血糖的影响就越小。选择低GI值的米饭，如糙米饭、黑米饭、紫米饭等，可以有效减少荷叶饭中的糖分含量。

烫面肉饼

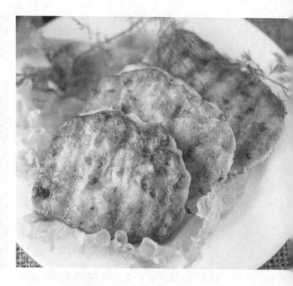

所需材料：

面粉 500 克，大白菜 300 克，猪肉馅 250 克，葱花、姜末适量，盐、生抽、食用油适量。

制作步骤：

1. 将面粉倒入碗中，少量多次地加入热水，一边加水一边用筷子搅拌，直到面团成型。

2. 将面团揉成光滑的球状，盖上湿布醒面 15 分钟左右。

3. 大白菜洗净切碎，加入盐，揉搓，使其出水，放置约 10 分钟后挤干水分备用。

4. 猪肉馅放入碗中，加入葱花、姜末、生抽，拌匀备用。

5. 将醒好的面团分成若干个适量的小面团，擀成薄饼，中间放入适量的肉馅和大白菜。

6. 将饼皮对折，用手边缘捏紧封口。

7. 平底锅中倒入适量的食用油，开火烧热后将肉饼放入锅中，用文火慢慢煎至两面金黄色即可。

适合年龄： 1 岁及以上，且对食材不过敏的儿童。

营养价值：

大白菜富含维生素 C、维生素 K 和维生素 A 等。维生素 C 具有抗氧化作用，维生素 K 对于血液凝结和骨骼健康生长至关重要，维生素 A 有助于维持皮肤和视力的正常功能。

大白菜属于低热量食物，同时富含水分和膳食纤维，能够给予儿童饱腹感，有助于控制食欲，预防过度进食。

减糖小窍门

将大白菜切成碎末，和猪肉馅一起加入面团中，既增加了蔬菜的营养价值，又能降低饼的 GI 值。

鱼肉饼

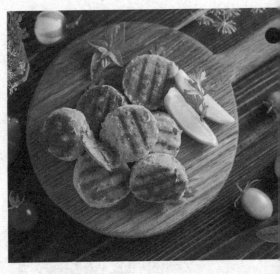

所需材料:

鲜草鱼肉300克,鸡蛋1个,胡萝卜半个,淀粉50克,柠檬半个,盐、葱花、油适量。

制作步骤:

1. 将鲜草鱼肉排除刺,再剁成肉泥状,加入少许食用油、淀粉、盐、葱花和1个鸡蛋,挤入柠檬汁,搅拌均匀,直至鱼肉馅有些黏稠。

2. 将胡萝卜放入料理机搅打成碎末,再拌入鱼肉馅中。

3. 将鱼肉馅分成10等份,用手搓成球状,再将球状鱼肉馅压扁成肉饼状,两面均匀沾上干淀粉。

4. 热锅冷油,将鱼肉饼放入锅中,煎至两面金黄色即可。

适合年龄: 1岁及以上,且对食材不过敏的儿童。

营养价值:

鱼肉是一种优质蛋白质的良好来源,同时富含维生素D、维生素B$_{12}$、ω-3脂肪酸和矿物质如(钙、磷和锌等)营养物质,有助于儿童身体健康生长。

鱼肉中富含的ω-3脂肪酸对儿童大脑发育有益,有助于提高儿童的学习能力和记忆力,同时也有助于缓解注意力不集中等行为方面的问题。

减糖小窍门

有研究表明,ω-3脂肪酸可以降低血脂和胰岛素抵抗,同时还能改善胰岛素敏感性,从而有助于控制血糖。此外,儿童适量食用鱼类,有利于身体发育。鱼肉中的营养素也有利于提高身体的代谢水平,从而有助于控制血糖。

猪肝蔬菜糕

所需材料：

猪肝300克，柠檬半个，鸡蛋1个，胡萝卜、甜玉米粒各20克，盐、胡椒粉、食用油适量。

制作步骤：

1. 将柠檬对切，挤出柠檬汁，将胡萝卜去皮、洗净并切成丁备用。

2. 将猪肝洗净后切片，用柠檬汁腌制15分钟。

3. 将腌制好的猪肝放入冷水中，待水沸腾后关火焖煮10分钟。这样可以使猪肝更加嫩滑。

4. 将猪肝和鸡蛋放入料理机中，搅打成泥状。

5. 加入适量的面粉、蔬菜丁和调味粉，搅拌均匀。

6. 平底锅刷上食用油，开文火，倒入猪肝糊摊平。可以根据个人喜好选择摊成薄饼或者厚饼。

7. 等底部凝固后再翻面，煎至两面金黄色且熟透。

8. 最后将猪肝饼出锅，切块即可食用。

适合年龄： 8个月及以上，且对食材不过敏的儿童。

营养价值：

猪肝含有丰富的蛋白质、维生素A、B族维生素、铁、锌等营养元素，儿童适量食用一些猪肝食品，对于保护视力、促进血红蛋白的合成、提高免疫力等方面有很大的益处。

减糖小窍门

增加蔬菜的比例可以有效降低整体菜肴的糖分含量。同时，蔬菜富含纤维，有助于控制血糖，增加饱腹感。

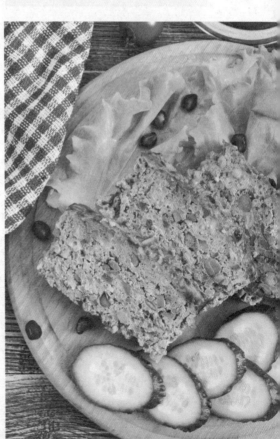

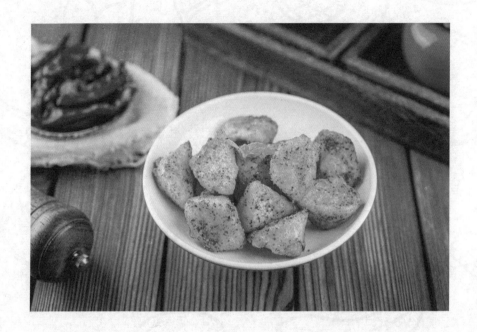

孜然土豆块

所需材料：

土豆 3 个，孜然粉、干辣椒碎各 10 克，葱、姜、蒜末、盐、生抽、食用油适量。

制作步骤：

1. 土豆去皮，切成约 2 厘米大小的块状。

2. 将切好的土豆块放入一个大碗中。

3. 根据个人口味在土豆块上撒上适量的盐、孜然粒和辣椒粉。

4. 用手将调料均匀地涂抹在土豆块上，确保每块土豆都能被调料均匀覆盖。

5. 预热烤箱至 200 摄氏度。

6. 在烤盘上铺一层锡纸，将调好料的土豆块摆放在上面。

7. 淋上适量的食用油，用手将土豆块与油充分搅拌均匀，确保每块土豆都被油裹住。

8. 将烤盘放入预热好的烤箱中，烤制 30 ～ 40 分钟或直到土豆块金黄酥脆。

9. 出炉后，将烤好的孜然土豆块装盘即可享用美味。

适合年龄： 1 岁半及以上，且对食材不过敏的儿童。

营养价值：

土豆是一种优质的碳水化合物来源，可以为儿童提供持久的能量。土豆富含维生素 C、维生素 B$_6$、钾和膳食纤维等营养素。这些营养素对儿童的免疫系统、神经系统和消化系统发育都非常重要。

减糖小窍门

土豆可以作为主食的替代品，有助于减少糖分的摄入量。相比于一些传统主食，如米饭、面粉等，土豆的碳水化合物含量较低，而且富含纤维和其他营养素。

另外，土豆的烹调方式也会影响其营养价值。最好选择健康的烹调方法，如蒸、煮或烤，避免添加过多的油脂或糖分。

脆皮虾

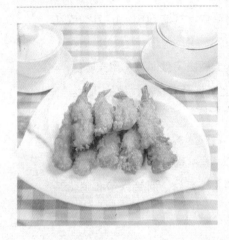

所需材料：

虾 500 克，盐 1/2 勺，黑胡椒粉 1/4 勺，鸡蛋 1 个，玉米淀粉、面包糠、植物油适量。

制作步骤：

1. 虾去壳，留虾尾，取出虾线。

2. 将虾洗净后加入盐和黑胡椒粉进行腌制，腌制 10 分钟左右。

3. 准备 3 个碗，1 个放玉米淀粉，1 个打散鸡蛋并加入少许清水，另 1 个放面包糠。

4. 将虾逐个沾上玉米淀粉，然后在鸡蛋液中浸泡，最后再裹上一层面包糠。注意要确保每个虾都被面包糠均匀地包裹住。

5. 加热植物油至中高温（约170 摄氏度），将裹有面包糠的虾逐个放入锅中炸至金黄色，需要炸 2 ~ 3 分钟。

6. 用漏勺将已炸好的虾捞出沥干多余的油即可。

适合年龄： 2 岁及以上，且对食材不过敏的儿童。

营养价值：

虾不仅含有丰富的蛋白质，而且还含有丰富的维生素和矿物质，如维生素 B_{12}、硒、铁和碘等。这些营养素对于儿童的神经系统发育、血红蛋白合成以及甲状腺功能维持都非常重要。

另外，虾是一种富含 ω-3 脂肪酸的食物，特别是 DHA（二十二碳六烯酸）和 EPA（二十碳五烯酸）。这些脂肪酸对儿童的大脑和视力发育非常重要，有助于改善认知功能和提升学习能力。

减糖小窍门

在制作和食用脆皮虾时，注意使用低糖或无糖的调味料。避免使用高糖酱料和糖浆。另外，由于脆皮虾是一道油炸食品，儿童在食用时需要控制食用量，并且搭配蔬菜、低糖水果、全谷物、瘦肉等食物一同食用。

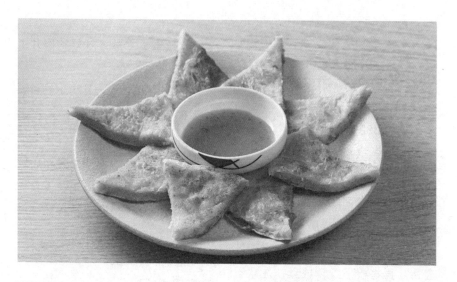

鲜虾饼

所需材料：

鲜虾 500 克，盐 1 勺，白胡椒粉少许，泰式甜辣酱 5 勺，柠檬半个，植物油适量。

制作步骤：

1. 将虾仁洗净，去掉头、尾和虾线，用刀背轻轻压碎成蓉。

2. 加入盐和少许白胡椒粉，用筷子顺一个方向搅拌，打至起胶。

3. 加热平底锅，倒入适量的植物油，待油热后将虾蓉团成小球并压成饼放入锅中煎熟。

4. 翻煎至虾蓉饼变色、变熟，食用时可蘸取泰式甜辣酱。

适合年龄：3 岁及以上，且对食材不过敏的儿童。

营养价值：

鲜虾饼含有丰富的矿物质，如锌、铁、镁和钾等，对于人体的新陈代谢和健康发育至关重要。鲜虾饼中含有多种维生素，例如维生素 B_{12}、维生素 D 和维生素 E 等，这些维生素对身体的神经系统发育、骨骼健康生长和抗氧化都有积极作用。

减糖小窍门

在制作鲜虾饼时，可以选择低糖配料，如少量的低糖酱油、低糖甜辣酱以及葱、姜、蒜等天然调味料来提升口感。搭配鲜虾饼时，选择低糖的配菜，如清炒蔬菜或凉拌海带等，有助于降低整体餐食的糖分摄入量。

橙香肉片

所需材料：

猪肉 300 克，橙子半个，鸡蛋 1 个，生粉、生抽、盐适量。

制作步骤：

1. 将猪肉切成薄片，加入鸡蛋清、盐、生粉拌匀，腌制 10 分钟。

2. 将橙子对切成半，挤出橙汁备用。再将橙子皮切成丝，注意不要削到橙子皮的白色部分，否则会发苦。

3. 将肉片、橙皮和橙汁充分混合，放入适量的盐、生抽拌匀，腌制 30 分钟。

4. 热锅冷油，放入猪肉片，用中火煎至两面金黄色，捞出备用。

5. 将橙子丝撒在炒好的肉片上即可。

适合年龄： 2 岁及以上，且对食材不过敏的儿童。

营养价值：

肉类是蛋白质、维生素和矿物质的重要来源，对儿童生长发育有重要作用，可以帮助保持身体健康和增强免疫力。建议儿童每日肉类摄入量应控制在 50 ～ 75 克。

减糖小窍门

这道菜以橙汁和橙皮为调料，给五花肉增添了独特的香气和味道。橙香肉片不仅味美，还富含丰富的营养，是一道可以提供蛋白质和维生素的佳肴。

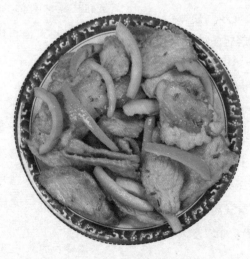

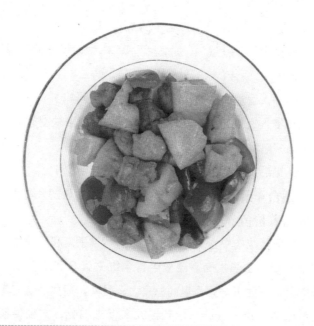

🌀 菠萝咕咾肉

所需材料：

猪里脊肉 200 克，菠萝 100 克，彩椒半个，鸡蛋 1 个，干淀粉、姜、蒜末、生抽、醋、盐、鸡精、食用油适量。

制作步骤：

1. 将猪肉里脊切成小块，加入适量的盐和白胡椒粉，腌制 10 分钟。

2. 将削好的菠萝切成小块。将彩椒洗净去蒂切成小块备用。

3. 鸡蛋打入碗中，加入适量的盐和干淀粉，搅拌均匀，将腌制好的猪肉块放入蛋液中，拌匀，腌制 10 分钟。

4. 在热锅中倒入适量的食用油，待油热后将腌制好的猪肉块放入锅中炸至金黄色，捞出、沥油备用。

5.锅中留少许底油，放入姜、蒜末，煸炒出香味，然后倒入菠萝块、彩椒块，翻炒均匀。

6.加入适量的生抽、醋和盐，继续翻炒均匀。

7.倒入适量的清水，炖煮几分钟，待菠萝块变软后加入炸好的猪肉块，翻炒均匀。

8.最后加入适量的鸡精调味，翻炒均匀即可。

适合年龄： 3岁及以上，且对食材不过敏的儿童。

营养价值：

菠萝咕咾肉中含有丰富的蛋白质、维生素和矿物质，有利于儿童的生长发育。菠萝中富含维生素C和菠萝蛋白酶等成分，有助于增强儿童的免疫力，另外，菠萝还含有丰富的纤维素，这些成分可以帮助儿童促进消化，减少便秘的发生。

减糖小窍门

在烹饪菠萝咕咾肉时，尽量减少添加或者完全不加糖。菠萝本身已经有一定的甜味，不需要额外添加糖来增加甜度。

选择新鲜的菠萝而不是罐装菠萝，因为罐装菠萝可能含有额外的糖水或浓缩果汁，会增加糖分摄入量。

🌹 玫瑰苹果蛋挞

所需材料：

蛋挞皮 6 个，苹果 2 个，柠檬汁、肉桂粉适量，牛奶 100 克，鸡蛋 2 个，奶油 70 克。

制作步骤：

1. 将苹果洗净，去掉果核，再切成薄片备用。

2. 在锅中注入适量清水，挤入少许柠檬汁，将苹果片放入水中，以防止苹果氧化。

3. 开火煮 5 分钟，将苹果煮软并取出，依次叠放排开，撒上适量肉桂粉，将苹果片从一端卷起，卷成玫瑰花的形状。

4. 将卷好的苹果玫瑰花放入蛋挞皮中。

5. 将牛奶、鸡蛋和奶油搅拌均匀，制作成蛋挞液，浇到蛋挞皮中。

6. 将蛋挞放入预热至 180 摄氏度的烤箱中，烤约 10 分钟。

7. 取出蛋挞，盖上一层锡箔纸，再放回烤箱中，继续烤制约 30 分钟，直到蛋挞表面呈金黄色。

8. 取出蛋挞，稍放凉后即可享用。

适合年龄： 2 岁及以上，且对食材不过敏的儿童。

营养价值：

烤苹果可以改变其口感，使其更加柔软和甜蜜。此外，烤苹果也会释放果胶，这对维持肠胃健康有益。果胶能够增加肠道黏膜的黏附性，有助于保护肠道黏膜，减少对肠道的刺激，有一定的保护作用。

减糖小窍门

苹果本身就含有天然的果糖，因此在做苹果蛋挞时，可以选择少添加细砂糖或者不加糖。

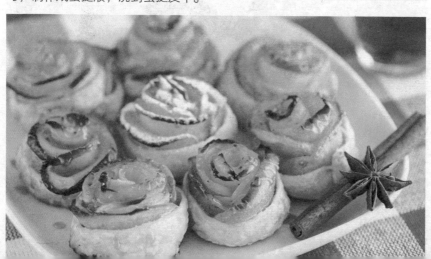

柠檬无骨鸡爪

所需材料:

鸡爪 500 克,生抽 50 克,蚝油 30 克,香醋 20 克,食盐 1 勺,白糖 1 勺,纯净水 100 毫升,姜片、蒜瓣、小米辣、八角、桂皮、香叶、柠檬片、香菜段适量。

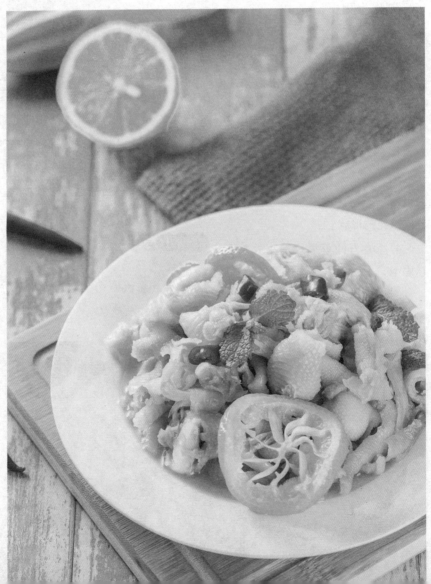

制作步骤：

1. 将鸡爪从第一个关节处剪去指甲，清洗干净后放入碗中备用。

2. 将生姜拍碎后放入鸡爪中，再挤入少许柠檬汁去腥；切好姜片、蒜瓣、小米辣备用。

3. 在碗中加入生抽、蚝油、香醋、食盐、白糖和纯净水，搅拌均匀后备用，用于腌制鸡爪。

4. 起锅烧水，放入鸡爪，加生姜、葱节和八角、桂皮、香叶等香料。煮开后撇去浮沫，然后转文火继续煮10分钟，以确保鸡爪煮熟。

5. 将鸡爪捞出放入凉水中过凉，或者放入冰水中以使肉质更加紧致；然后从中间沿着骨头划上一刀，再沿每根脚趾划上一刀，轻轻推动骨头，将骨头逐一去除。

6. 将切好的姜、蒜、小米辣倒入锅中炒熟，与鸡爪混合，再加入调好的料汁，包括剩余的调料柠檬片、香菜段、小米辣等。

7. 将混合好的鸡爪放入冰箱中腌制至少2个小时，以便更好地吸收味道。腌制完成后，再次抓拌均匀，装盘即可食用。

适合年龄：3岁及以上，且对食材不过敏的儿童。

营养价值：

鸡爪富含蛋白质，是优质的蛋白质来源之一。蛋白质是构建身体组织和维持身体正常功能所必需的营养素，对于儿童的生长发育非常重要。鸡爪富含矿物质和维生素，如锌、铁、钙和维生素B族等。这些营养素对于儿童的骨骼发育、免疫系统功能维持和能量代谢都非常重要。

减糖小窍门

传统的柠檬无骨鸡爪通常会加入一定量的糖来增加甜味。如果你希望减少糖分摄入量，可以适量减少糖的加入量或不加糖，依靠柠檬的天然酸味来调味。

为了增加风味，我们还可以使用一些香料和调味料来代替糖。例如，可以加入一些姜、蒜、辣椒、酱油等，它们可以给柠檬无骨鸡爪带来更多层次的味道，减少对糖的需求。

豆皮鱼肉卷

所需材料:

草鱼肉 200 克, 淀粉 20 克, 豆腐皮 4 张, 葱姜末、酱油、盐、白胡椒、味精、食用油适量。

制作步骤:

1. 将草鱼洗净, 取鱼背部和腹部无刺的部分鱼肉。

2. 将鱼肉剁成泥状, 加入适量的葱姜水, 淀粉、盐、味精和白胡椒粉, 搅拌上劲。

3. 取一张豆腐皮放在案板上, 将草鱼肉泥均匀地涂抹在豆皮上。

4. 从豆皮的一侧开始, 将豆皮卷起来, 封口处可以用少许水湿润后压紧, 以防止解开。

5. 将卷好的豆腐皮草鱼肉放入蒸锅, 待蒸锅上汽蒸 20 ~ 25 分钟, 或直到鱼肉熟透。

6. 取出豆腐皮鱼肉卷后, 切段并淋适量酱油即可食用。

适合年龄: 1 岁及以上, 且对食材不过敏的儿童。

营养价值:

豆皮鱼肉卷中含有丰富的蛋白质, 鱼肉是高质量动物蛋白的来源之一。蛋白质对于促进儿童的生长发育、维持肌肉和组织的健康非常重要。

鱼肉是 ω-3 脂肪酸的良好来源, 尤其是富含 EPA 和 DHA 两种重要的 ω-3 脂肪酸。这些脂肪酸对儿童的脑部发育和功能提升有益, 同时也对心脏有保护作用。

豆皮鱼肉卷中还含有丰富的矿物质和维生素，如钙、磷、铁、锌、维生素 A、维生素 B_{12} 等。这些营养素对于儿童的骨骼发育、免疫系统功能提升和能量代谢都非常重要。

减糖小窍门

为了增加风味，我们可以使用一些香料和调味料来代替糖。例如，可以加入一些姜、蒜、生抽等，它们可以给豆皮鱼肉卷带来更多层次的味道，减少对糖的需求。

除了减少糖的使用，你还可以选择低糖食材来制作豆皮鱼肉卷。例如，选用新鲜的蔬菜，蔬菜本身的天然味道更加鲜美，可以减少对其他调味料和糖分的依赖。

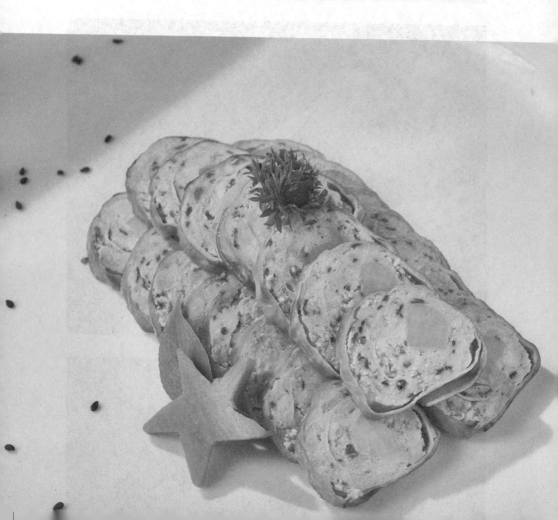

彩椒酿饭

所需材料：

彩椒 4 个，糯米 200 克，鸡胸肉末 200 克，胡萝卜 1 根，青豆、葱花、姜末、生抽、盐、黑胡椒粉、鸡精、食用油适量。

制作步骤：

1. 将彩椒洗净后，将顶部切掉并挖空内部的籽和白色脉络，制作成容器。

2. 将糯米淘洗干净后泡水 30 分钟，然后蒸熟备用。

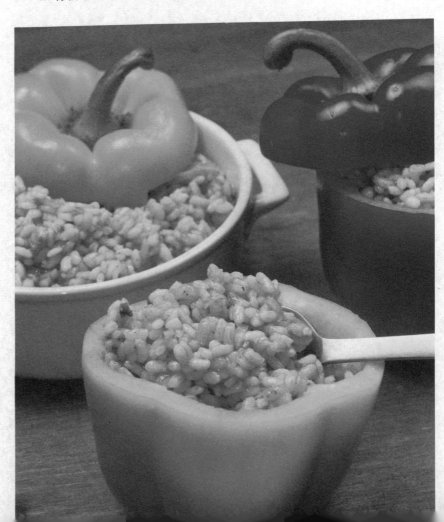

3. 鸡胸肉末用盐、生抽、黑胡椒粉、姜末和葱花腌制 10 分钟。

4. 胡萝卜剁成末，青豆焯水煮熟备用。

5. 加热锅，倒入适量的食用油，放入腌制好的鸡胸肉末，翻炒至变色。

6. 加入胡萝卜末和青豆，继续翻炒均匀。

7. 加入蒸好的糯米，继续炒匀。根据个人口味可以适量加入盐、鸡精和黑胡椒粉调味。

8. 将炒好的鸡胸肉末糯米饭填充进彩椒中，表面抹平即可食用。

适合年龄： 2 岁及以上，且对食材不过敏的儿童。

营养价值：

鸡肉糯米饭中含有钙、蛋白质、碳水化合物、磷等物质，食用后不仅可增加钙质摄入，促进骨骼发育，还可补充身体所需营养，给身体补充能量。

胡萝卜和青豆含有丰富的矿物质和维生素，如钾、镁和维生素 C。这些营养成分在维持心血管健康、骨骼健康和免疫系统功能方面起到重要作用。

彩椒是一种可以生食的蔬菜，其口感清脆、甜美，营养价值丰富，含有丰富的维生素 C、胡萝卜素、纤维素、钾、镁等营养成分。生吃彩椒不仅可以保留其营养成分，还能增加口感的新鲜感和脆爽感。

减糖小窍门

糯米饭是一种高碳水化合物食物，其中含有较多的淀粉，会转化为糖分。可以适量减少米饭的用量，增加蔬菜和鸡肉的比例，以降低糖分摄入量。

传统的做法中，糯米饭会用一些糖来提味，但是我们可以通过搭配甜玉米粒、彩椒等蔬菜来提味，从而不添加糖。

🌾 香蒸黄面菜团子

所需材料：

玉米面、面粉各 200 克，黄豆面 50 克，酵母粉 4 克，青菜 300 克，鸡蛋 1 个，虾皮 5 克，十三香 3 克，盐、蚝油、香油、葱末适量。

制作步骤：

1. 将玉米面、面粉、黄豆面混合均匀。

2. 将酵母粉用温水冲开，边倒入酵母水边用筷子搅拌，搅拌成光滑的面团。

3. 盖上保鲜膜，让面团醒发至 2 倍大。

4. 将青菜切碎，加入少许盐，拌匀并腌制片刻，使其出水。将腌制好的青菜拧干水分，备用。

5. 将鸡蛋打散炒熟，晾凉后切碎。

6. 将胡萝卜切末，锅中加少许油，炒至胡萝卜出油，备用。

7. 将晾凉的鸡蛋、胡萝卜倒入青菜中，加入 2 大勺香油，1 勺蚝油，1 小勺十三香，1 小勺鸡精，适量葱末、姜末和虾皮，搅拌均匀。

8. 面团发酵至 2 倍大后，排气。

9. 取一块小面团，用手捏成小饼。

10. 在小饼上放入馅料，包成团子。

11. 蒸锅上火蒸 30 分钟，关火后焖 3 分钟即可。

适合年龄： 10 个月及以上，且对食材不过敏的儿童。

营养价值：

青菜是一种热量低、高纤维的蔬菜，富含维生素 C、维生素 K、叶酸、铁、镁等。它还含有丰富的抗氧化物质，有助于保护细胞免受自由基损伤。对于不爱吃青菜的孩子来说，将青菜切碎，搭配鸡蛋、虾皮等作馅料做成好吃的菜团子是个很好的尝试。

减糖小窍门

　　在制作面食时，我们可以选择低糖或无糖的面粉替代传统面粉，如全麦面粉、杂粮面粉等。这些面粉含有较高的纤维和较低的糖分。

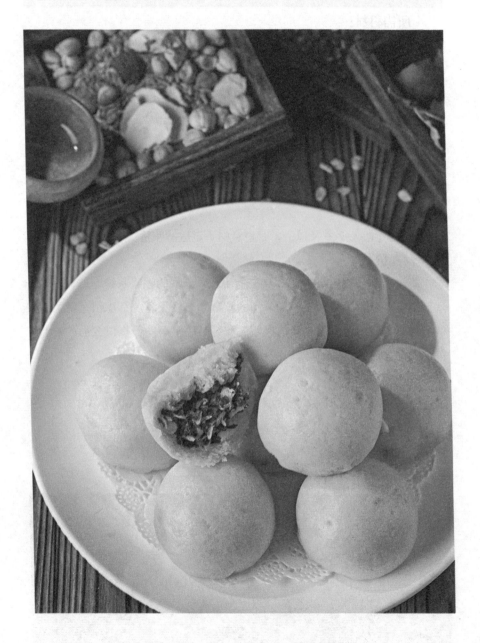

红枣银耳雪梨汤

所需材料：

银耳 30 克，干红枣 10 克，雪梨 100 克。

制作步骤：

1. 将红枣用温水泡软，去掉果核，洗净备用。

2. 将银耳用温水泡软，撕成小朵，洗净备用。

3. 将雪梨去皮切成小块，去掉核，洗净备用。

4. 将所有材料放入炖盅或锅中，加入适量清水。

5. 开火武火煮沸后，转文火慢炖 1.5 ~ 2 小时，至银耳煮烂即可食用。

适合年龄： 2 岁及以上，且对食材不过敏的儿童。

营养价值：

雪梨含有丰富的维生素 C 和矿物质，对儿童的呼吸系统有益，有助于润肺止咳，特别适合对抗干燥季节的咳嗽和喉咙不适。红枣银耳雪梨汤中的各种营养物质包括维生素、矿物质和纤维等，有助于提供全面的营养支持，促进儿童的健康成长。

减糖小窍门

雪梨本身就含有一定量的果糖，而且甜度比较适中，所以这道红枣银耳雪梨汤甜度已经足够，不需要额外加糖。对于较小的儿童，可以适应不加糖的味道。这样既保证了食品的营养价值，又避免了多余的糖分摄入，更为健康。

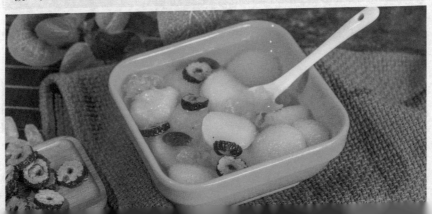

第八章
自制低糖零食

对于儿童来说，精力旺盛，运动量比较大，所以比较容易饥饿。而市场上售卖的很多零食含糖量较高，高糖分的食物可能会导致身体血糖水平升高并在短时间内提供的能量不稳定，从而影响孩子的健康。

因此，我们可以为儿童自制一些低糖或无糖的小零食，自制小零食可以为运动后需要补充能量的儿童提供一些额外的营养。

🍓 草莓酸奶

所需材料:

酸奶 200 毫升,草莓 100 克。

制作步骤:

1. 将草莓洗净,去掉果梗,切成小块。

2. 用料理机将草莓块打成泥状。

3. 将打好的草莓泥倒入一个杯子中,加入酸奶,充分搅拌均匀后即可食用。

适合年龄: 10 个月及以上,且对食材不过敏的儿童。

营养价值:

草莓富含维生素 C,有助于增强免疫力,并促进铁的吸收。维生素 C 也是一种抗氧化剂,有助于减少自由基对身体细胞的损害。酸奶是一种优质的乳制品,富含高质量的蛋白质、钙和维生素 B_{12}。这些营养物质有助于促进骨骼健康、维持牙齿健康。此外,酸奶中还含有益生菌,如乳酸菌和双歧杆菌等,有助于维护肠道健康、促进消化和提高免疫功能。

减糖小窍门

通过使用低糖或无糖的酸奶菌发酵来自制酸奶,可以更好地控制酸奶中的糖分量。

将新鲜草莓切碎或压成泥加到酸奶中,可以给酸奶提供天然的甜味,避免使用额外的糖浆或糖类添加剂。

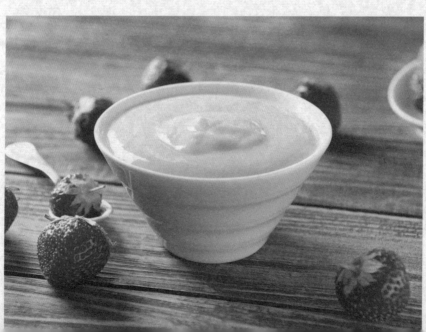

🌀铜锣烧

所需材料:

鸡蛋 2 个，低筋粉 100 克，玉米油 15 克，奶粉 15 克，蜂蜜 25 克，泡打粉 3 克，牛奶 30 克，红枣泥、红豆沙馅适量。

制作步骤:

1. 将鸡蛋打散放入碗中，加入玉米油、蜂蜜、牛奶，用打蛋器搅拌均匀。

2. 将低筋面粉过筛，同奶粉、泡打粉一同加入碗中，搅拌至顺滑，直至面糊呈浓稠的酸奶状，盖上保鲜膜并静置 30 分钟。

3. 平底锅开文火预热 1 分钟，不用放油，倒入 1 汤勺面糊。用文火慢慢煎，大约 2 分钟，面饼开始冒泡，等到彻底消泡后翻面。继续煎大约半分钟，至两面熟透成面饼，关火待锅稍降温再摊下一个面饼，直至摊完所有的面饼。

4. 取适量红枣泥、红豆沙馅放在面饼上，再盖上另一张面饼，压紧后即可食用。

适合年龄: 1 岁及以上，且对

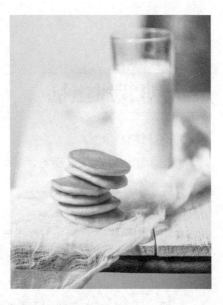

食材不过敏的儿童。

营养价值:

红枣泥和红豆沙馅含有碳水化合物、膳食纤维、铁及维生素等营养物质，有助于保持消化系统健康，预防便秘。

减糖小窍门

红枣本身具有天然的甜味，所以在制作红豆沙馅时通常不需要额外添加糖。将红枣泥与红豆沙馅结合在一起，可以为铜锣烧提供甜味，同时减少了对糖的使用量，从而有利于减糖。

无糖戚风蛋糕

所需材料：

3 个鸡蛋，60 克低筋面粉，牛奶 45 克，玉米油 25 克，玉米淀粉 12 克，柠檬 1 个，盐适量。

制作步骤：

1. 将烤箱预热至上下火 180 摄氏度。

2. 将鸡蛋的蛋清和蛋黄分离，并分别放入两个干净的容器中。

3. 将蛋清放入冰箱冰冻 30 分钟，以稳定蛋白霜。

4. 取一只碗，加入牛奶和玉米油，搅拌至彻底乳化成酸奶状。

5. 向碗中筛入低筋面粉，画 "Z" 字形拌至无干粉。加入 3 个蛋黄，画 "Z" 字搅拌均匀，将面糊静置备用。

6. 取出冷冻好的蛋清，切开柠檬，挤入少许柠檬汁，用打蛋器打发蛋清，直至蛋清出现清晰的纹路。

7. 将玉米淀粉加入蛋白霜中，继续搅拌，直至提起打蛋器的打蛋头时蛋白霜呈直立的小尖角。

8. 将蛋黄糊分 3 次加到蛋白霜中，每次都要轻轻翻拌均匀，拌成浓稠绵密的面糊。

9. 将面糊倒入戚风蛋糕模具中，轻轻震动几下，去除气泡。

10. 将模具放入预热好的烤箱中，以 130 摄氏度的温度烤约 30 分钟后，再用 140 摄氏度烤 25 分钟。用牙签插入蛋糕中心，牙签抽出干净即可。

11. 取出烤好的戚风蛋糕，待完全冷却后可脱模食用。

适合年龄： 10 个月及以上，且对食材不过敏的儿童。

营养价值：

这款无糖戚风蛋糕虽然不含糖，但它仍然可以提供一些碳水化合物、蛋白质、脂肪、维生素和矿物质。

减糖小窍门

对于较小的儿童来说，减少糖分的摄入量是非常重要的。我们也可以用少量果泥来搭配无糖戚风蛋糕。苹果、香蕉、草莓等果泥通常由新鲜水果制成，它含有天然的果糖，提供了甜味和果实的营养成分。

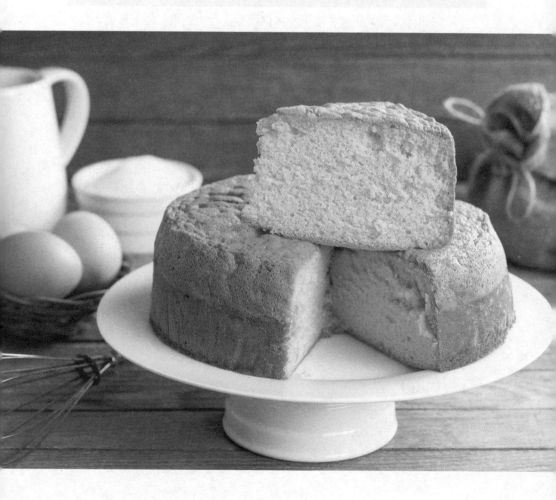

橙香小贝

所需材料：

鸡蛋 2 个，橙汁 20 克，低筋面粉 22 克，辅食油 20 克，玉米淀粉 10 克。

制作步骤：

1. 将鸡蛋的蛋黄和蛋清分离，将蛋清放入冰箱冷冻 10 分钟。

2. 将橙子对半切开，将橙汁挤到碗里备用。

3. 将橙汁、蛋黄和辅食油混合搅拌均匀，放入碗中。将低筋面粉筛入碗中，搅拌成细腻顺滑的面糊。

4. 取出蛋清，加入几滴橙汁，使用高速打蛋器打发至绵密。加入玉米淀粉继续打发至蛋白糊提起有直立小尖角。

5. 在蛋黄糊中加入 1/3 蛋白糊，翻拌均匀后全部倒入剩余的蛋白糊中，快速抄底翻拌均匀。

6. 将面糊装入裱花袋中，挤入烤盘中。

7. 烤箱预热至 150 摄氏度，放入烤盘烤约 25 分钟，取出晾凉即可食用。

适合年龄： 10 个月及以上，且对食材不过敏的儿童。

营养价值：

鸡蛋是橙香小贝的主要成分之一，富含优质蛋白质，对于儿童的生长和发育非常重要。橙汁含有丰富的维生素 C，有助于增强免疫力，促进铁的吸收，并参与胶原蛋白的合成。低筋面粉和玉米淀粉是橙香小贝的主要碳水化合物来源，能提供能量和支持身体正常的功能。

减糖小窍门

天然的鲜橙汁为橙香小贝提供了香甜的口感，并且含有丰富的维生素 C 和其他营养物质。相比添加了人工糖分的果汁或甜味剂，天然的鲜橙汁可以为食品提供更多的营养成分，同时减少了额外的糖分摄入量。

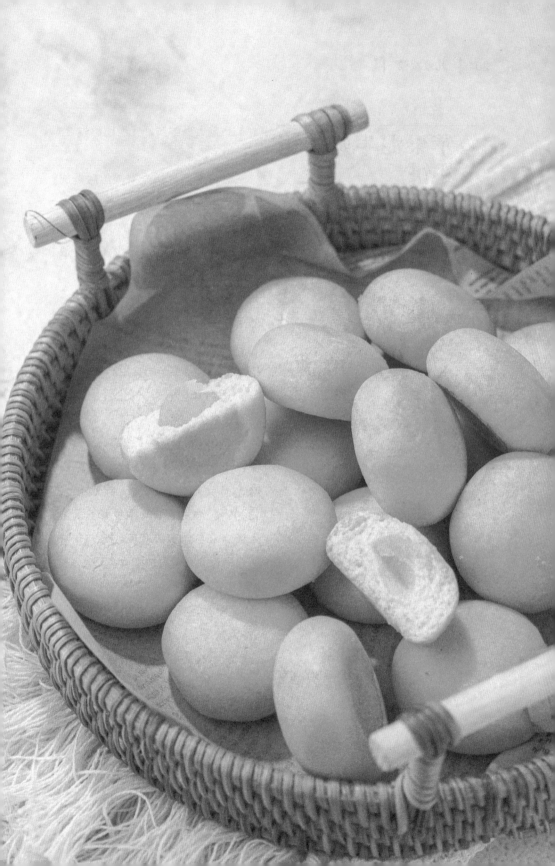

苹果泥牛奶鸡蛋小饼

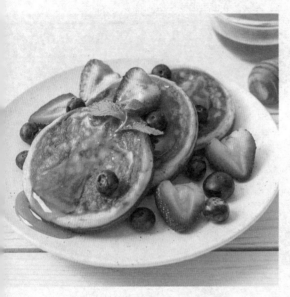

所需材料：

面粉300克，鸡蛋1个，酵母粉3克，苹果泥30克，温牛奶100毫升，蜂蜜5克，草莓50克，蓝莓20克。

制作步骤：

1. 在300克面粉中打入1个鸡蛋，加入3克酵母粉和30克苹果泥。

2. 慢慢地往面粉中倒入100毫升的温牛奶，边倒边用筷子搅拌均匀，直到搅拌成面团即可。

3. 盖上保鲜膜，让面团醒发30分钟以上。

4. 将面团揉搓光滑，然后擀成大面片，厚度大约1.5厘米。

5. 用模具压出圆形的小饼。

6. 预热电饼铛，刷少量油，放入饼皮。在饼皮表面刷少量油。

7. 盖上盖子，烙至一面上色，然后翻面烙至两面金黄色后出锅。

8. 淋少许蜂蜜即可食用。也可搭配草莓、蓝莓一同食用。

适合年龄： 1岁及以上，对食材不过敏的儿童。

营养价值：

苹果泥鸡蛋牛奶煎饼不仅美味，而且富含蛋白质、碳水化合物、钙、维生素D、维生素C、维生素A和纤维素等营养成分，非常适合当作儿童早餐或零食食用。

减糖小窍门

使用苹果泥代替糖可以减少饼的糖分。一般来说，苹果泥中含有天然果糖，相比于精制白糖，它的甜度稍微低一些，但是它含有多种维生素、矿物质和纤维素等营养成分，不会对身体产生过多的糖分负担。

🥮 烤红薯条

所需材料：

红薯 1 个，鸡蛋 1 个，面粉 100 克，蜂蜜适量，芝麻适量。

制作步骤：

1. 将红薯洗净、去皮后切成长条形状。

2. 将鸡蛋打入碗中，加入 1 勺面粉，用打蛋器搅拌均匀成面糊。

3. 将红薯条放入面糊中，裹上一层面糊。

4. 烤盘铺上烤盘纸，摆上裹好面糊的红薯条。

5. 将烤箱预热至上下火 190 摄氏度。

6. 将烤盘放入烤箱，烤制 20 分钟左右，直至红薯熟透。

7. 取出烤盘，刷上一层蜂蜜，撒上适量芝麻。

8. 继续将烤盘放入烤箱，烤制 3 分钟，直至表面金黄松脆即可。

适合年龄： 1 岁及以上，且对食材不过敏的儿童。

营养价值：

红薯中含有丰富的碳水化合物、蛋白质、维生素和矿物质等营养成分，可以为儿童提供能量和营养。红薯中含有的 β - 胡萝卜素和维生素 C 等抗氧化物质可以帮助提高人体的免疫力。红薯中含有的膳食纤维可以促进肠道蠕动，减缓肠道内食物的消化速度，有助于预防便秘等肠道问题的发生。

减糖小窍门

红薯本身富含糖分，在烤制的过程中会释放出甜味，因此不需要额外添加糖。

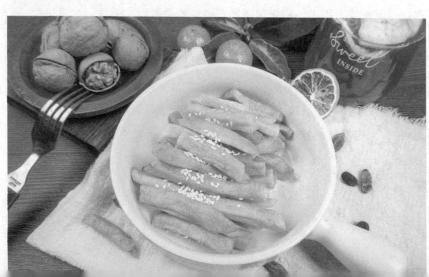

苹果发糕

所需材料：

面粉 250 克，苹果 1 个，鸡蛋 4 个，发酵粉 3 克，牛奶、红枣、枸杞、葡萄干适量。

制作步骤：

1. 将苹果去皮，切小块，用榨汁机榨成苹果汁。将苹果汁倒入大碗中，加入适量的牛奶和发酵粉，搅拌均匀。

2. 打入 4 个鸡蛋，继续搅拌均匀。

3. 将面粉筛入碗中，搅拌均匀，揉成面团。

4. 将揉好的面团盖上保鲜膜，进行第一次发酵，发酵 8 小时左右。

5. 待发酵完成后，将面团取出，揪成小块，将每个小块揉圆，放入模具中，每个模具中间放入一些红枣、枸杞和葡萄干。

6. 面团放入模具后，进行第二次发酵，发酵 1 小时左右。

7. 第二次发酵完成后，将模具放入蒸锅中，用武火蒸 30 分钟。

8. 蒸好后，将面包取出，放在烤网上晾凉 3 分钟即可食用。

适合年龄： 10 个月及以上，且对食材不过敏的儿童。

营养价值：

面粉、苹果、红枣、葡萄干等都是碳水化合物的来源，可以为儿童提供能量。苹果、红枣、枸杞等都富含多种维生素和矿物质，如维生素 C、维生素 A、铁、锌等，可以增强身体免疫力，促进血液循环。

减糖小窍门

使用天然食材来调味发糕可以减少对糖分的依赖，同时还能丰富其营养价值和口感。苹果、红枣、枸杞、葡萄干等天然食材都含有天然的甜味，它们不仅能够增加食物的口感和风味，还能为身体提供多种营养成分。

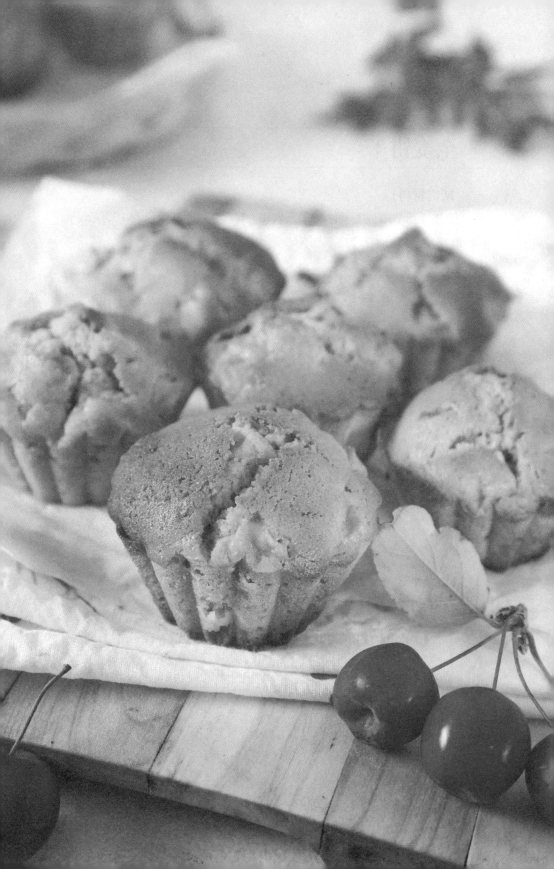

全麦饼干

所需材料：

全麦面粉 200 克，黄油（室温软化）100 克，无糖苹果泥 100 克，蜂蜜 50 克，泡打粉 1 茶匙。

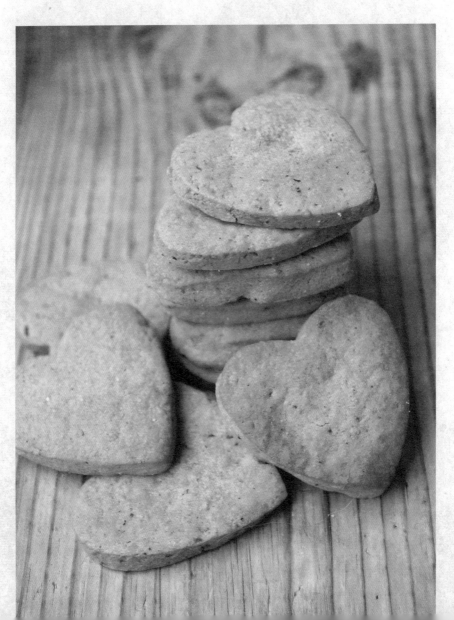

制作步骤：

1. 将黄油放入一个大碗中，用搅拌棒打发至柔软顺滑。

2. 加入蜂蜜，继续搅拌均匀，直到混合物变得轻盈蓬松。

3. 加入无糖苹果泥，搅拌均匀。

4. 另取一个碗，将全麦面粉和泡打粉混合。

5. 将干混合物逐渐加入湿混合物中，用橡胶刮刀翻拌，直到形成一个均匀的面团。

6. 将面团包裹在保鲜膜中，放入冰箱冷藏 30 分钟至 1 小时，使其更容易塑型。

7. 预热烤箱至 180 摄氏度。

8. 取出面团，将其放在案板上，在面团上轻轻擀平，使其成为一个整齐的薄片。

9. 使用饼干模具，将面团切割成所需形状和大小的饼干。

10. 将饼干放在烤盘上，留下适当的间距，以防止粘连。

11. 将烤盘放入预热好的烤箱中，烘烤 12 ~ 15 分钟，或直到饼干边缘略微金黄色。

12. 取出烤盘，将饼干放在网架上，冷却后即可食用。

适合年龄： 10 个月及以上，且对食材不过敏的儿童。

营养价值：

这款粗粮饼干不仅美味，而且富含碳水化合物、蛋白质、膳食纤维及多种维生素和矿物质，如维生素 B、维生素 E、铁、锌等多种营养成分，可以当作零食食用，有助于满足身体对各种营养素的需求。

减糖小窍门

使用蜂蜜和无糖苹果泥来代替白砂糖可以让饼干含有更少的糖分。蜂蜜含有天然的甜味，而无糖苹果泥可以为饼干增添自然的甜味和湿润度。

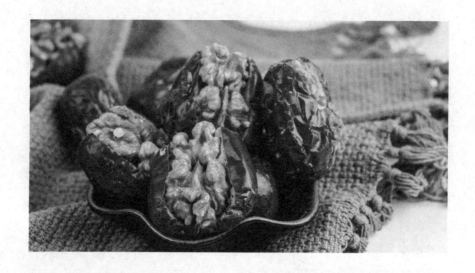

🌰 枣夹核桃

所需材料：

新鲜红枣 10 个，核桃仁 10 颗。

制作步骤：

1. 将红枣洗净后晾干，用刀切开一条缝口，去掉枣核。

2. 将核桃仁放入红枣的切口处，轻轻合上。

3. 重复以上步骤，将所有枣夹入核桃中即可。

适合年龄： 3 岁及以上，且对食材不过敏的儿童。

营养价值：

枣和核桃都富含多种矿物质，如钙、铁、锌和镁。钙对骨骼发育和牙齿健康至关重要，铁对血红蛋白的合成和氧运输至关重要，锌对免疫系统提升和细胞功能维持至关重要，镁对神经系统发育和骨骼健康生长非常重要。

减糖小窍门

自制枣夹核桃时，我们可以采用纯天然的核桃和红枣，无须额外添加糖，这样可以减少整体的糖分摄入量。枣和核桃都是高热量的食物，所以要适量食用。

琥珀核桃

所需材料：

核桃仁 500 克，白砂糖 30 克，麦芽糖 20 克，蜂蜜 20 克，芝麻、小苏打、盐适量。

制作步骤：

1. 锅中注入水烧开，放适量小苏打，将核桃仁放入水中焯水，待水开加入适量盐，煮 1 ~ 2 分钟，再捞出清洗，以去除苦涩味。

2. 将核桃仁放入盆中，加入白砂糖、蜂蜜、麦芽糖、芝麻拌匀。

3. 将烤盘铺上锡纸，将处理好的核桃仁均匀地摆放在锡纸上，放入预热好的烤箱中，以 160 摄氏度烤制 20 ~ 25 分钟，其间可以反复翻动核桃，直至表面呈现金黄色。

4. 将烤制好的核桃仁取出待凉即可食用。

适合年龄： 2 岁及以上，且对食材不过敏的儿童。

营养价值：

核桃富含 ω-3 脂肪酸，ω-3 脂肪酸是构成大脑细胞膜的重要成分，有助于提高记忆力和学习能力。核桃含有丰富的蛋白质、纤维、维生素和矿物质，如维生素 E、维生素 B_6、镁和锌等，这些营养物质对于儿童的生长发育至关重要。此外，核桃中的纤维有助于促进消化系统的健康发育，预防便秘等消化问题的发生。

减糖小窍门

小苏打可以中和核桃中的鞣酸，从而去除其苦涩味道，使烤制后的核桃更加香甜可口，更有利于减糖。

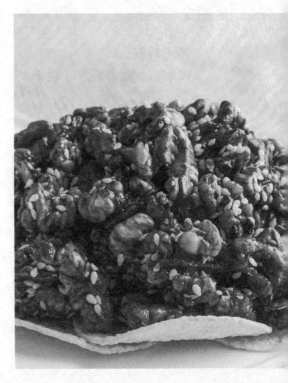

无糖酸奶水果杯

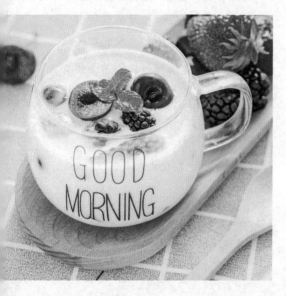

所需材料：

鲜牛奶 200 毫升，酸奶菌种适量（也可以用纯酸奶代替），樱桃、桑葚、草莓适量。

制作步骤：

1. 将鲜牛奶倒入干净的容器中，放入微波炉加热，直至温度为 42 ~ 45 摄氏度。也可使用锅加热，但需要时刻监控温度并搅拌，以免煮沸或过热。

2. 取出已加热的鲜牛奶，将菌种均匀地撒入其中，搅拌均匀。

3. 将混合好的鲜奶和酸奶菌种倒入保温杯或密封容器中，放置在温暖处静置 8 ~ 12 小时，让菌种发酵。

4. 待到时间结束后，取出酸奶，放入冰箱冷藏格冷藏。

5. 将樱桃、桑葚、草莓洗净，将樱桃去核。

6. 将处理好的水果切成小块，拌入酸奶中即可食用。

适合年龄： 1 岁及以上，且对食材不过敏的儿童。

营养价值：

酸奶是一种含有丰富营养成分的健康食品，其主要成分是牛奶中的蛋白质、乳糖、脂肪、维生素和矿物质等。在制作酸奶的过程中，通过加入乳酸菌进行发酵，不仅增加了食物的口感和味道，还提高了营养价值。

减糖小窍门

市场售卖的酸奶中往往会添加一定量的糖分以增加口感和风味。如果希望减少糖分摄入量，可以选择低糖或无糖的酸奶产品。同时，我们也可以通过添加水果来增添天然的香甜风味。

芝麻夹心海苔

所需材料：

海苔 10 克，芝麻 150 克，麦芽糖 80 克，清水 20 毫升，生抽 4 克。

制作步骤：

1. 将芝麻放入平底锅中，以低火炒至熟透，取出晾凉备用。

2. 将麦芽糖、清水和生抽放入碗中，隔水加热至完全融化成为料汁。

3. 准备 2 张海苔，将粗糙面朝上，分别均匀地铺上料汁，然后撒上白芝麻。

4. 将 2 张海苔涂有料汁的一面对叠在一起，使用刮刀轻轻除去气泡，并擀压紧实。

5. 将做好的夹心海苔平铺到烤架上。

6. 预热烤箱至上下火 100 摄氏度，将烤架放入烤箱中，烤 40 分钟。

7. 烤好后取出，待凉后即可切片食用。

适合年龄：1 岁及以上，且对食材不过敏的儿童。

营养价值：

海苔富含钙和镁等矿物质，有助于儿童的骨骼发育和强化。芝麻夹心海苔中含有海苔和芝麻，这两种食材都富含蛋白质、维生素和矿物质等营养物质。这些营养物质对于儿童的生长发育至关重要，能够提供所需的能量和营养。

减糖小窍门

自制芝麻夹心海苔可以控制糖的添加量。麦芽糖是由米、大麦、粟或玉蜀黍等粮食经发酵制成的糖类食品，含有多种氨基酸、B 族维生素及多糖类物质。虽然甜味不高，但也能增加菜肴品种的色泽和香味，同时还有健脾胃、润肺止咳的功效，但是儿童也需要控制其食用量。

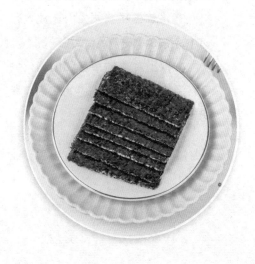

🍧 水果冰激凌

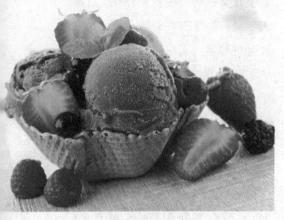

所需材料：

草莓 200 克，酸奶 100 毫升，山药 50 克。

制作步骤：

1. 将山药削皮并切成小块。

2. 将削好的山药放入蒸锅中蒸熟。

3. 将草莓和蒸熟的山药放入冰箱中冷冻 3 小时。

4. 取出冷冻的草莓和山药，放至常温解冻 10 分钟，并将它们与酸奶一同放入搅拌机中。

5. 使用搅拌机将草莓、山药和酸奶混合搅拌至均匀。

6. 搅拌完成后，将混合物倒入容器中，再次放入冰箱冷冻格中，冷冻至适合的冰激凌口感即可。

适合年龄： 2 岁及以上，且对食材不过敏的儿童。

营养价值：

这款冰激凌含有丰富的维生素 C、膳食纤维、钙等营养物质。蒸熟的山药使这款冰激凌口感更绵密。同时，山药富含膳食纤维、维生素 C、维生素 B$_6$ 和钾。膳食纤维有助于促进消化和维持肠道健康。

减糖小窍门

草莓本身具有天然的香甜口感，可以减少对其他高糖分食材的依赖，使得这款冰激凌更加健康和美味。

此外，火龙果、香蕉等水果也可以用于制作这款冰激凌。这些水果都是富含维生素和矿物质的优质食材，可以为身体提供充足的营养。